AF459854

RECHERCHES

SUR LES

EAUX MINÉRALES

SODO-BROMURÉES

DE SALINS,

PAR

M. CARRIÈRE,

Docteur en médecine.

PARIS,

GERMER BAILLIÈRE, LIBRAIRE-ÉDITEUR,

17, RUE DE L'ÉCOLE-DE-MÉDECINE.

1856.

RECHERCHES

SUR LES

EAUX MINÉRALES

SODO-BROMURÉES

DE SALINS.

Paris. — Imprimerie de L. MARTINET, rue Mignon, 2.

RECHERCHES

SUR LES

EAUX MINÉRALES

SODO-BROMURÉES

DE SALINS,

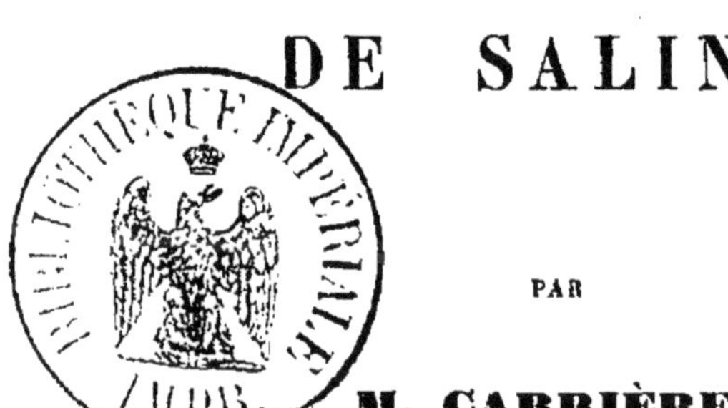

PAR

M. CARRIÈRE,

Docteur en médecine.

PARIS,

GERMER BAILLIÈRE, LIBRAIRE-ÉDITEUR,

17, RUE DE L'ÉCOLE-DE-MÉDECINE.

1856.

PRÉFACE.

Chargé de revoir les épreuves et de livrer à la publicité le mémoire de mon ami le docteur Carrière, je dois quelques explications au public scientifique sur les circonstances qui ont amené món intervention dans cette affaire et dans la publication du travail dont il s'agit.

Tous les médecins savent qu'il existe en Allemagne et sur les bords du Rhin, plusieurs établissements d'eaux minérales, dites eaux sodo-bromurées, et qui attirent annuellement un grand nombre de baigneurs. Ces eaux, provenant soit d'eaux mères de Salines, soit de sources salées proprement dites, conviennent merveilleusement à plusieurs grandes classes de maladies. C'est ainsi que les sujets lymphatiques, scrofuleux, à constitution débile et épuisée, les individus anémiques, les malades atteints de cardies ou de nécroses des os, d'arthrites chroniques de diverse nature, de tumeurs blanches, etc., les vieux rhumatisants, et bien d'autres encore, accourent chaque année à Kreuznach, à Nauheim, et à toutes les eaux de cette nature. La France leur payait aussi son tribut, et notre pays était considéré comme déshérité de sources sodo-bromurées.

Depuis longues années déjà, le bon sens populaire des habitants de la plus grande partie du Jura envoyait chaque année à Salins les lymphatiques, les scrofuleux, les sujets atteints de maladies des os et des articulations, etc., etc. Chaque année tous ces individus faisant usage, en bains, des eaux mères provenant de salines; à l'intérieur, des eaux provenant des sources salées, venaient y trouver de nombreuses guérisons.

Les médecins de Salins favorisaient eux-mêmes ce mouvement, et MM. Matuzewitz, Pourchet, Germain, etc., contribuèrent à faire connaître au public les propriétés véritablement remarquables, soit des eaux mères employées en bains et à l'extérieur, soit des eaux provenant des sources salées et prises à l'intérieur.

Plus tard enfin, des analyses rigoureuses montrèrent que les unes et les autres contenaient une notable quantité de bromures et qu'elles étaient en définitive presque aussi riches que Kreuznach, Nauheim, etc.

En apprenant le résultat de ces analyses, et frappé surtout de l'empressement de plus en plus grand des habitants du Jura à venir recourir à ces eaux dont la réputation même commençait à se répandre au loin, M. de Grimaldi, alors administrateur des salines, eut l'idée de faire construire des bains, dont l'étendue, la bonne disposition, le confortable, etc., le disputeraient à ce qu'il y a de mieux en France.

En même temps que M. de Grimaldi concevait le plan de ses bains et en commençait l'exécution, il s'adressa à moi pour me demander un médecin capable, instruit, bon écrivain, d'un esprit sage et judicieux, libre enfin d'occupations, qui pût s'établir pendant un certain temps à Salins, étudier l'action thérapeutique des eaux, démontrer ce qu'elles ont de réellement bon et d'utile, réprimer enfin, s'il y avait lieu, les exagérations répandues sur leur compte. Je ne crus mieux faire que de lui présenter M. Carrière, auteur d'un excellent ouvrage (*du Climat de l'Italie*) et de plusieurs mémoires. Ce médecin accepta la mission qui lui était offerte; il passa deux étés à Salins, et le résultat de ses observations fut un mémoire qu'il adressa à l'Académie de médecine, mémoire qui, par une coïncidence singulière, se trouva être présenté à ce corps savant à peu près à la même époqne que celui d'un des plus honorables médecins de Salins, M. Germain. M. Jolly, membre de l'Académie, fut chargé de lui rendre compte des deux mémoires, celui de M. Carrière et celui de M. Germain. Ce rapport leur fut extrêmement favorable. M. Germain fit alors imprimer son travail. Quelques amis ont, de leur côté, désiré que le mémoire de M. Carrière fût également imprimé et livré à la publicité. C'est pour se rendre à ce désir que M. Carrière a retouché et refondu en quelque sorte son manuscrit, et qu'il en a fait une œuvre toute nouvelle, œuvre qui, nous l'espérons, contribuera à fixer l'opinion des médecins sur tout ce qui est relatif aux eaux de Salins.

Leurs propriétés véritables y sont nettement démontrées. Le mode d'administration y est décrit avec soin ; enfin les cas dans lesquels les eaux sodo-bromurées sont utiles sont nettement établis et sans aucune exagération. Circonstance heureuse, car rien n'est plus rare que l'impartialité chez un médecin qui parle et qui écrit pour ses eaux minérales. S'il y a un léger reproche à adresser à M. Carrière, c'est qu'il a plutôt atténué qu'exagéré les propriétés thérapeutiques des eaux sodo-bromurées.

Si un temps aussi long s'est écoulé entre l'impression de l'ouvrage de M. Germain et celui de M. Carrière, la faute en est aux circonstances seules. M. Carrière n'a pu continuer à s'occuper des eaux minérales, il n'a pu étudier plus à fond les eaux sodo-bromurées de Salins, pour lesquelles il s'était pris d'une si vive affection. Une position élevée, d'autres devoirs l'ont obligé de quitter momentanément la France. Aussi est-ce de l'étranger qu'il nous a envoyé son manuscrit qu'il n'a pu corriger lui-même. C'est là ce qui explique notre intervention dans la publication de son mémoire, intervention que je n'ai pas hésité à accepter, car j'ai par devers moi plusieurs exemples de guérisons heureuses obtenues au moyen des eaux de Salins.

Il me reste maintenant, pour terminer ces explications, à parler de l'achèvement des bains de Salins et des ressources qu'ils offrent pour l'avenir.

M. de Grimaldi est maintenant propriétaire des bains de Salins; et, sous son administration intelligente et après des péripéties inséparables de la création de tout nouvel établissement, ce dernier s'est complétement achevé.

La partie balnéaire de l'établissement comprend soixante cabinets de bains; ces derniers sont administrés dans des baignoires de marbre, huit cabinets de douches, un vaporarium, et enfin une magnifique piscine. Cette piscine, une des plus belles certainement qui existe en France, contient 86,000 litres d'eau salée. Cette eau s'y renouvelle sans cesse au moyen d'un trop plein et de deux jets qui en rapportent de nouvelle d'une manière incessante.

Voilà certes un appareil balnéaire bien complet. Si l'on cherche à fixer le nombre de bains qui peut être administré par son moyen, on arrive aux résultats suivants :

60 bains, à 10 par jour pour chaque baignoire, font 600 bains par jour. — Admettons seulement 100 baigneurs pour la piscine plusieurs fois renouvelée, et négligeons les douches qui ne sont, en effet, jamais prises sans qu'on fasse usage, soit d'un bain de baignoire, soit d'un bain de piscine : nous avons 700 bains par jour, 21,000 par mois, et 84,000 pour la saison qui est ordinairement de quatre mois.

Chaque baigneur prenant en moyenne 21 bains, il en résulte que 4,000 baigneurs peuvent être reçus chaque année à Salins, nombre considérable. Si, en effet, on le compare à deux établissements bien connus, on trouve que si Vichy reçoit 7 à 8,000 malades par an, Néris, considéré également comme un établissement bien fréquenté, n'en reçoit que 1,500 à 1,600.

On voit donc que, comme question d'avenir, Salins en a beaucoup, puisqu'il peut, dès à présent, recevoir 4,000 baigneurs ; il est, du reste, à croire qu'il atteindra ce nombre lorsque les médecins français, connaissant bien les propriétés et l'action thérapeutique si énergique des eaux sodo-bromurées, sauront qu'on n'a pas besoin d'aller les chercher en Allemagne ou sur les bords du Rhin, et que le centre de la France en possède un magnifique établissement situé sur un chemin de fer, à sept heures de Paris et sur les frontières de la Suisse, dans un pays éminemment pittoresque et où la salubrité de l'air vient encore aider à l'action des bains.

J'ai à peine besoin d'ajouter que l'établissement destiné aux réunions de plaisir des malades est aussi richement organisé que l'établissement balnéaire.

Dr A. BECQUEREL.

ÉTUDES

SUR LES

PROPRIÉTÉS MÉDICALES

DES EAUX SALÉES

ET DES EAUX MÈRES DE SALINS.

AVANT-PROPOS.

J'allai passer, pendant l'été dernier, une partie de la belle saison aux eaux minérales de la Bohême. Sur mon chemin, je reçus un paquet qui contenait quelques exemplaires d'un travail de moi sur les eaux de Salins, présenté à l'Académie de médecine il y a tantôt quatre ans, et qui, à l'exclusion de tout autre travail analogue, avait été imprimé dans les *Mémoires* de cette société savante (1). Je devais à la politesse de l'éditeur ce gracieux envoi, sans lequel j'aurais peut-être ignoré toujours l'honneur dont mon mémoire avait été l'objet, ou oublié qu'on croyait juste de me donner cette satis-

(1) Tome XIX des *Mémoires*, année 1855.

faction d'amour-propre. Cela m'aurait suffi, et je n'aurais pas songé à revenir sur ce travail, aujourd'hui que d'autres intérêts m'imposent des devoirs d'un autre genre. J'ai cédé à des désirs qui m'ont été exprimés ou qu'on m'a transmis. J'ai cédé aussi, il faut le dire, à celui que j'avais moi-même d'être utile à une ville où j'ai trouvé des sympathies et laissé des amitiés.

J'ai donc repris le Mémoire académique, non pour en transformer les pensées, les appréciations, les jugements, mais pour en changer le style qu'il fallait dépouiller de ses épines scientifiques, afin de le faire accepter par les lecteurs. Depuis l'époque de la présentation de ce travail, j'avais vu beaucoup d'eaux minérales, et, dans un pays où elles sont mieux étudiées que dans le nôtre. Après avoir profité moi-même de cette expérience, j'ai voulu en faire profiter le public. Je ne me suis pas borné là. Devant l'Académie, je m'étais renfermé dans la question médicale, j'ai dû agrandir ce cercle pour être complet et n'avoir pas de reproches à me faire. J'y suis parvenu en traitant les questions de climat et en exposant les conditions générales ou particulières qui peuvent nuire au traitement ou servir son efficacité. J'aurai réussi, je l'espère, dans le but que je me suis proposé; car, outre le suffrage académique, j'ai pour moi mon expérience et la conscience d'avoir mis tous mes soins à la publication de ce nouveau travail.

Venise, Palais Cavalli, 25 mai 1856.

Ed. Carrière.

CHAPITRE PREMIER.

NATURE ET COMPOSITION DES SOURCES SALÉES ET DES EAUX MÈRES.

La partie orientale du Jura français qui confine aux frontières de la Suisse, est riche de puissantes couches de sel gemme qui se dénoncent à la surface du sol, par d'abondantes sources d'eau salée. Tout le monde a entendu parler des salines dont la richesse a contribué à former la langue géographique du pays. Ainsi Lons-le-Saulnier consacre par son nom l'importance des salines de Montmorot et la puissance des bancs de sel au-dessus desquels cette ville est construite. Salins, qui fait partie du même département, exprime mieux encore la valeur de l'exploitation que renferment ses murs; c'est aux salines que cette ancienne cité doit sa fondation et son histoire ; elle consacre par son nom significatif son origine et ses souvenirs traditionnels.

Les eaux de Salins, qui sont l'objet spécial de ce travail d'hydrologie médicale sortent du sol au fond d'une vallée dominée par de hautes montagnes. Les salines occupent, en effet, la partie déclive de ce passage ouvert violemment, pendant les temps géologiques, dans l'épaisseur d'une des barrières montagneuses du Jura. Comme la ville manque d'espace sur les côtés, elle se développe en longueur en débordant sur le flanc de l'une des montagnes qui contribuent à former le bassin, dont la singularité pittoresque n'a pas certainement d'analogue dans les régions les plus accidentées de la France. C'est au milieu de cette ligne irrégulière d'édifices que s'élèvent les bâtiments d'exploitation des salines dont une partie vient d'être consacrée à l'établissement des bains.

Les sources qui sourdent en différents points et que protégent des constructions dont l'origine remonte aux temps les plus reculés de l'histoire des salines, sont très nombreuses et varient sous le rapport de leur richesse en sel gemme. Les plus riches ne sont pas formées par les courants naturels, mais par les jets artificiels obtenus par des sondages il y a peu d'années.

On a fait les analyses des sources principales, ainsi que des masses liquides fournies par les trous de sonde; en voici le tableau :

Composition des eaux salées par 1000 *grammes*, par M. DESFOSSES, de Besançon, 1845.

	PUITS à muire, source de la Grotte A. 4.	PUITS à muire, source de la grotte C. 4.	PUITS d'amont, source. 5.	PUITS à muire, source de la grotte A. 5.	PUITS d'amont, source. 9°.	EAU SALÉE extraite du trou de sonde. 9°.	PUITS à muire, source de la grotte A. 13°.	PUITS à muire, source de la grotte B. 20°.
DENSITÉ.	1,024	1,037	1,036	1.144	1,060	1,068	1,096	1,064
Carbonate de chaux. . . .	0,093	0,091	0,105	0,108	0,125	0,132	0,001	»
Carbonate de magnésie . .	0.004	0,004	0.003	0,005	0,006	0,025	0,028	»
Chlorure de magnésium . .	0,222	0,440	0,427	0,534	0,743	0.835	1,080	1,790
Chlorure de potassium. . .	0,390	0,687	0.094	0,725	1,304	0.085	0,682	0,293
Chlorure de sodium. . . .	27.416	41,576	40,231	50,233	68,980	80.846	118,775	202,300
Sulfate de chaux.	0,573	0,700	0,775	0,961	1,300	1,750	1,347	1.489
Sulfate de magnésie. . . .	0,873	1,052	0,098	1,087	1,262	2,616	2,455	5,820
Sulfate de potasse	0,038	0,171	»	0,001	0,171	0,225	0.480	»
Sulfate de soude.	0,317	0,418	1,632	2,119	2,287	2,434	2,907	3,018
Bromure de potassium. . .	0,067	0,085	0,071	0,076	0,126	0,140	0,178	0,280
Totaux. . . .	29,990	45.223	44,268	55,848	76,324	89,090	127,905	215,990

De ces différentes sources, on comprend qu'il y en ait peu qui puissent servir à l'usage interne. Les estomacs les plus aptes à la digestion des eaux salées se refuseraient à en accepter qui portassent en dissolution plus de 3 grammes de chlorure de sodium pour 100 grammes de liquide. Aussi n'y en a-t-il qu'une seule qui soit prescrite pour l'usage interne. On en use à l'état pur, une fois que la tolérance est établie, mais le plus ordinairement, on le modifie suivant les exigences de la maladie et les goûts du malade. Cette source, consacrée à l'usage interne, marque moins de 4 degrés à l'aréomètre et n'atteint pas 25 grammes de sel par 1000 grammes d'eau salée. L'eau qu'elle fournit a une grande analogie avec l'eau de mer, comme on le verra plus loin. Avec les sources dont le degré de salure est plus élevé, on peut avoir des bains plus riches en éléments que l'eau marine. Ce qu'il y a de plus important, c'est qu'avec cette base, cet excipient fourni par les sources faibles ou fortes, on peut obtenir des bains d'une grande puissance médicatrice, par l'addition d'eaux mères en quantité déterminée.

Les eaux mères consistent dans les résidus laissés par les eaux des sources, quand celles-ci ont été soumises à l'évaporation par l'extraction du sel. Comme les éléments de la canne à sucre qui laissent après le travail d'extraction du sucre cristallisable, une matière sucrée qui reste mucilagineuse et échappe à la cristallisation, de même les eaux salées laissent, après l'extraction du chlorure de sodium cristallisable, un liquide onctueux et fortement salé qui échappe également à la cristallisation. En d'autres termes, les eaux mères sont la mélasse du sel. C'est ce reste irréductible que l'hydrologie médicale a, depuis longtemps placé bien haut dans la classe des agents thérapeutiques.

Avant que la science portât ses investigations sur ces résidus, le brome n'avait pas encore été découvert. La médecine connaissait déjà depuis longtemps les eaux mères et les employait avec succès. Dans l'art de guérir on n'a pas toujours besoin de savoir en quoi consiste la cause, pour obtenir des effets. Quand l'expérience a parlé un langage assez clair pour se fier à elle avec confiance, on en suit les règles, en attendant patiemment le progrès de la science et la marche du temps. Le traitement par les eaux mères a commencé par l'empirisme; mais, depuis la découverte du brome et de ses propriétés, il a pris un degré de certitude, de précision qui lui a permis d'agrandir le cercle de ses services. C'est à partir de ce temps que Kreussnach, ainsi que les établissements analogues des bords du Rhin et du centre de l'Allemagne, se sont élevés au premier rang dans le groupe des eaux minérales les plus fréquentées. C'est depuis cette époque que Salins, avec d'autres régions salifères de la France, ont cherché à s'élever à cette hauteur, et que Salins surtout a acquis des titres qui lui donnent une haute importance dans notre riche balnéographie médicale.

On retrouve nécessairement dans les eaux mères les éléments qui forment la composition des eaux salées; on va voir dans quelles proportions.

Composition des eaux mères par 1000 grammes.

DENSITÉ, 30.
Pesanteur spécifique : 1,267.

	Analyse de M. Desfosses.	Analyse de MM. Favre, Pelouze et Dumas.
Carbonate de chaux . . .	»	»
— de magnésie. .	»	»
Chlorure de magnésium. .	37,510	34,750
— de potassium . .	9,570	34,090
— de sodium. . . .	180,480	157,980
Sulfate de chaux	»	»
— de magnésie. . . .	26,764	19,890
— de potasse.	3,977	10,140
— de soude	59.578	64,170
Bromure de potassium . .	0,600	2,700
Totaux	318,159	319,720

De ces deux analyses, la dernière est assurément la plus digne de confiance; elle se recommande sur celle de M. Desfosses par les noms de MM. Pelouze et Dumas dont l'intervention doit faire loi toutes les fois qu'il s'agit d'analyse chimique. Or, en adoptant celle-ci, nous trouvons près de 158 millièmes de chlorure de sodium, c'est-à-dire un peu moins d'un cinquième de ce composé dans la masse des eaux mères analysées. Cette proportion de chlorure est énorme, soit qu'on la prenne dans l'analyse de MM. Favre, Pelouze et Dumas, soit dans celle de M. Desfosses, où les proportions de chlorure diffèrent de 23 millièmes au plus, mais l'élément principal et le plus actif des résidus d'évaporation des eaux salées, c'est le bromure de potassium qui donne, en quelque sorte, la mesure de la puissance médicatrice des eaux mères de provenance diverse.

Sur ce point, la différence est très considérable entre les deux analyses. Celle de Besançon ne présenterait que 600 milligrammes, quand celle de Paris en accuse 2 grammes 700. Certainement l'erreur n'est pas du côté de celle-ci, qui est pour nous l'analyse officielle, et qui d'ailleurs peut seule expliquer les effets thérapeutiques constatés par l'expérience. Avec une proportion aussi faible de bromure de potassium que celle qui résulte de la première analyse, comment se produiraient des résultats comme ceux qu'on obtient des eaux mères les plus en renom, et qui parfois même leur sont supérieurs? A tout effet il faut une cause ; et quand l'effet est caractérisé, qu'il est très puissant, c'est sur la puissance de la cause qu'il se mesure.

Le brome peut remplacer l'iode, et quelquefois avec plus d'avantage, car il est plus énergique que lui. Les composés alcalins formés par le brome, comme le bromure de potassium qui est le composé contenu dans les eaux mères, ont une énergie double de l'iodure de potassium et des autres composés alcalins de même nature. Mais pour que cette énergie se dessine, il ne faut pas que le bromure soit représenté dans les eaux mères par une faible fraction. Il n'y a qu'une dose qui se rapproche des proportions constatées dans les eaux mères des salines des bords du Rhin, ou qui même surpasse celles d'autres eaux mères qui puisse être en rapport avec les effets déjà connus des résidus d'évaporation des eaux salées appartenant à l'établissement salifère de Salins.

CHAPITRE II.

LES EAUX SALÉES ET LES EAUX MÈRES COMPARÉES A L'EAU DE LA MER.

Les eaux salées et les eaux mères ont été comparées à un type qui se présente naturellement à l'esprit, à celui qui est fourni par l'eau de la mer. Les éléments minéralisateurs sont les mêmes dans ces différentes espèces d'eaux, mais ils s'y trouvent dans des proportions trop dissemblables pour qu'il soit permis de confondre ensemble les eaux mères et l'eau marine, autant sous le rapport de la richesse minérale que sous celui de la puissance médicatrice. C'est cependant ce qu'on a fait, et cette erreur persiste encore. En France, sinon en Allemagne où l'on s'est occupé avec plus de fruit que chez nous d'hydrologie médicale, on croit, dans les pays de salines, que les bains d'eaux mères peuvent suppléer les bains de mer. On va même jusqu'à donner à ceux-ci le premier rang et à placer les autres au second (1). Ces derniers seraient considérés comme des bains de mer de terre ferme mis à la disposition des populations continentales trop éloignées des côtes de la Méditerranée ou

(1) J'ai entendu nommer à Salins les eaux mères, *les eaux mérées*, mot créé pour exprimer l'analogie d'action que le vulgaire suppose entre le résidu d'évaporation et les eaux de la mer.

de l'Océan. Cette fausse opinion n'est pas seulement répandue dans le vulgaire, elle est partagée par des médecins qui, n'ayant pas eu la pensée ou la volonté de faire des expériences, n'ont pas voulu croire aux expériences de confrères plus impartiaux ou plus clairvoyants. Il est important de mettre un terme à des erreurs qui ont contribué à priver jusqu'ici la France d'un moyen si richement exploité à Kreussnach, à Nauheim et dans les autres établissements du voisinage qui consomment les eaux mères de ces deux villes des bords du Rhin.

Voici d'abord l'analyse de l'eau de la mer prise dans l'Océan à quelques lieues de la côte du Havre; elle est de MM. Mialhe et Figuier (1).

Chlorure de sodium	25,704
Chlorure de magnésium	2,905
Sulfate de magnésie	2,462
Sulfate de chaux	1,210
Sulfate de potasse	0,094
Carbonate de chaux	0,132
Silicate de soude	0,017
Bromure de sodium	0,103
Bromure de magnésium	0,030
Oxyde de fer, carbonate et phosphate de magnésie	Traces.
Oxyde de manganèse	»
	32,657

La source de la grotte A, la moins riche en chlorure

(1) *Examen comparatif des principales eaux minérales salines de France et d'Allemagne*; Paris, 1848.

sodique, car sa densité est de 4 degrés (1), se rapproche beaucoup du type précédent. Elle en est un peu plus près par les analogies qu'elle ne s'en éloigne par les dissemblances. Ainsi l'eau de Salins porte plus de sulfates et moins de bromure que l'eau de la mer, mais en compensation, elle contient un peu plus de chlorure, et notamment du chlorure de sodium. Les traces d'oxydes métalliques absentes dans l'eau de Salins ne méritent pas d'être notées. Quant à la quantité de matières solubles, elle diffère entre 29 et 32, ce qui donne une proportion à l'avantage de la densité, et peut-être de l'activité médicale de l'eau marine. Mais cette eau de source que nous comparons à l'eau de mer prise pour type, ne remplit qu'un rôle accessoire dans les bains, si on la suppose employée à la place de l'eau douce pour servir au mélange des eaux mères. On l'administre à l'intérieur, et c'est de cette manière que nous l'avons fait contribuer à nos expériences.

Or, en la considérant seulement sous un seul rapport, celui de son usage interne, il convient d'attribuer à cette eau une supériorité marquée sur celle de la mer. C'est une eau de source dont la température ne varie pas ; elle se maintient à 10 degrés. Elle est limpide, elle se conserve assez longtemps sans donner de précipité. Son goût est saumâtre, mais il n'est pas nauséabond et répulsif comme l'eau de mer que les estomacs délicats ne peuvent supporter, et à laquelle on ne parvient pas facilement à s'habituer. L'eau salée dont il est question est au contraire supportée sans difficulté ; à quelques excep-

(1) Voyez le tablau des analyses, p. 6.

tions près, il ne faut pas longtemps pour voir s'établir la tolérance.

Le seul phénomène en dehors des effets médicateurs qui accompagnent l'administration de cette eau à la dose d'un verre par jour, pure ou coupée par un mélange, c'est une purgation toujours faible, et qui s'arrête après le deuxième ou troisième jour. On a recommandé l'eau de mer en boisson, et l'on sait que ce genre de médication n'a jamais pu prendre rang dans la thérapeutique, et se trouve aujourd'hui presque abandonné. Il n'en est pas ainsi de l'eau salée de source, et de la source que nous signalons; les malades s'accommodent si aisément à cette médication hydro-minérale qu'ils ne se refusent pas à remplacer l'eau de cette source par une autre d'un degré plus élevé.

Pour les eaux mères, les différences sont tranchées. On va voir en effet, qu'entre les bains composés avec les eaux mères et les bains de mer, la science et l'observation ont tracé une profonde ligne de démarcation. Les premiers agissent tout autrement que les seconds. Leur degré de force change en quelque sorte leur nature. Et bien qu'ils aient les mêmes éléments que l'eau de mer proprement dite, ils guérissent des maladies que cette eau ne parvient pas à guérir.

Nous avons donné précédemment l'analyse des eaux mères de Salins, à laquelle nous renvoyons. Leur pesanteur spécifique est de 1,267, tandis que celle de l'eau de mer s'exprime par une faible fraction (1). L'eau de mer

(1) Il ne sera pas sans intérêt pour le lecteur de connaître les différentes pesanteurs spécifiques de l'eau de mer, qui varient sui-

ne porte en effet que 32 grammes sur 1000 de chlorure de sodium et autres composés salins, tandis que les eaux mères en présentent la proportion considérable de 319 grammes, c'est-à-dire de près du tiers du poids total du liquide. Le mélange, il est vrai, des eaux mères avec l'eau douce, peut abaisser la densité de manière à la faire descendre jusqu'à celle de l'eau de mer, mais on priverait les bains de leur puissance médicatrice, en les étendant dans une trop grande masse d'eau. La supériorité des eaux mères persiste donc jusqu'ici. Elle se prononce davantage si l'on n'oublie pas que les bromures alcalins sont supérieurs pour l'action thérapeutique aux iodures, et que ce sont précisément les bromures que les eaux mères de Salins contiennent en grande proportion. Ainsi, en continuant la comparaison, l'eau de mer donne 133 milligrammes de bromure de sodium et de magnésium par 1000 grammes, ce qui ferait pour un bain de 200 kilogrammes, 26 grammes pour ces composés. Combien est grande la différence à l'avantage des eaux mères ! En supposant toujours un bain de la même quantité, y compris 25 kilogrammes d'eaux mères en mélange, qui est la proportion la plus ordinaire, il se trouve en dissolution dans cette eau médicamenteuse, 67 grammes 50 centigrammes de bromure de potassium, plus du

vant les latitudes. Les chiffres sont donnés par le docteur Karsten.

Pesanteur spécifique :

Eau de l'Océan	1,028
— de la Méditerranée	1,0295
— de la Baltique.	1,0066
— de l'Adriatique	1,02

double que dans l'hypothèse d'un bain entièrement composé d'eau de mer. La dose précédente n'étant pas assujettie à une limite fixe, elle peut être modifiée suivant les vues du médecin et les nécessités de la maladie. Il n'y a donc pas de comparaison à faire entre l'eau de mer et les mélanges d'eaux mères. L'un est un moyen thérapeutique, toujours à peu près identique avec lui-même; l'autre un agent qui se prête aux efforts les plus énergiques de l'art.

De plus, la concentration de la masse des eaux mères n'en altère pas les propriétés, mais les augmente. Par la concentration, on en enlève les qualités thérapeutiques, on ne les abaisse pas. Comment rendre compte de ce fait qui est propre aux eaux mères, et que ne partagent pas en général les eaux minérales d'espèce diverse. Les composés les plus solubles, les plus déliquescents, ceux qui resteraient par conséquent les derniers dans le travail d'évaporation auquel on soumettrait de nouveau les résidus, sont précisément ceux qui constituent leur activité médicale; ils consistent en effet dans les iodures et les bromures, les premiers en quantité minime, ou même absents dans les eaux mères, mais les seconds doués d'une grande puissance thérapeutique, et qui s'y trouvent représentés en proportions élevées.

Nous ne sommes pas généralement les partisans d'un travail de concentration sur des eaux minérales, même sur des liquides comme les eaux mères, qu'on pourrait nommer des eaux minérales de seconde main. Dans ce cas, sans doute, les propriétés thérapeutiques augmentent par la concentration des produits les plus actifs.

En d'autres termes, les bromures, s'il n'y a que des bromures, peuvent agir avec une énergie supérieure, parce que leur dose proportionnelle s'est élevée. Mais il ne faut pas oublier qu'il y a dans les eaux minérales en général, et sans doute aussi dans les eaux mères, une sorte de dépendance, de concours d'action entre tous les éléments qui les composent. Pour les eaux minérales proprement dites, c'est depuis longtemps prouvé. Avec quelque perfection qu'on imite le liquide naturel, on s'aperçoit bientôt que quelque chose d'essentiel manque ; on n'arrive jamais en effet à en reproduire fidèlement les caractères physiques, et encore moins les propriétés médicales. Il n'en est pas tout à fait ainsi pour les eaux mères ; s'il n'existait pas quelque trait de ressemblance entre elles et les eaux minérales, il vaudrait tout autant préparer une dissolution plus ou moins concentrée de bromure alcalin pris dans les pharmacies, que de soumettre les résidus à une évaporation dans le but d'en perfectionner la nature, et d'en augmenter la puissance.

Les explications qui précèdent, méritaient d'autant mieux d'être placées ici, qu'on n'a pas essayé seulement de concentrer les eaux mères pour les transporter au loin, et en faire un objet de commerce, on a voulu les concentrer aussi pour les administrer à l'intérieur ; on a même soumis quelques malades à cette médication repoussante, mieux faite assurément pour frapper de discrédit ces eaux minérales, que pour les porter ou les maintenir au rang qu'elles méritent d'occuper.

Ainsi, il n'y a pas de doute sur la valeur thérapeutique des eaux mères, considérées absolument ou comparées à l'eau de mer. Si l'analyse chimique n'avait montré leur composition, si l'on n'avait pas expérimenté déjà les effets des composés de brome sur l'économie, l'expérience de cette espèce d'eau aurait réuni des faits assez concluants pour mettre hors de discussion leur valeur curative. La certitude est d'autant plus forte que maintenant il ne reste en quelque sorte rien à étudier. Les eaux allemandes de même nature ont été, depuis plus d'un demi-siècle, autant de cliniques ouvertes à l'observation. D'autre part, les expériences thérapeutiques se sont multipliées, et ont mis en évidence la nature et l'importance des modifications que les composés de brome ou d'iode produisaient sur l'organisme. Quant à la comparaison des eaux mères avec l'eau marine, quelle différence les sépare, comme nous l'avons déjà montré! De plus, la mer reste invariable dans son expression chimique, c'est un médicament que l'homme de l'art accepte de la nature, sans pouvoir la modérer dans sa force ou l'augmenter dans son activité. Avec les eaux mères en addition, dans les bains d'eau salée, il a au contraire le médicament dans sa main ; il en élève, il en abaisse, il en modifie les doses, en raison de l'état pathologique qu'il doit guérir.

Nous n'avons pas besoin de rappeler ce que nous avons dit sur la digestibilité de l'eau salée prise à l'intérieur, et de sa supériorité pour cette qualité et pour d'autres, sur l'eau de mer employée encore, mais moins qu'autrefois à l'usage interne. L'expérience d'ailleurs, et même l'expérience vulgaire, l'ont depuis longtemps démontré.

CHAPITRE III.

LES EAUX MÈRES DE SALINS COMPARÉES AUX EAUX MÈRES DE LA FRANCE ET DE L'ALLEMAGNE.

Lorsque les eaux minérales françaises étaient étudiées en dehors de toute comparaison, on pouvait les croire inférieures à celles de l'autre côté du Rhin. Plus tard ce préjugé s'est modifié et l'opinion est devenue plus favorable aux eaux qui couvrent notre sol. Ce qui est arrivé pour les eaux minérales s'est produit aussi pour les eaux mères. Après avoir fait usage des eaux mères allemandes, on s'est occupé de celles qu'on obtient de nos eaux salées.

La comparaison des eaux minérales allemandes avec les eaux françaises est due à l'initiative du docteur Trousseau. Il appartenait à un homme qui a fait faire de si beaux progrès à la thérapeutique de comparer la valeur médicale des eaux qui sont à notre portée, avec celles des eaux étrangères que le malade va chercher au loin. Il résulta de ce rapprochement que les eaux de Bade, de Wiesbade, de Nauheim, de Hombourg, de Kissingen, de Soden et de Kreussnach avaient, à peu de chose près, les mêmes éléments de minéralisation et les mêmes propriétés médicales que les eaux de Niederbronn, de Bourbonne et de Balaruc. D'autres auteurs sont arrivés à des résultats analogues. Dans leur nombre, nous citerons deux chimistes très compétents, MM. Mialhe et Figuier, qui ont traité dans leur travail (1), la question qui nous importe le plus, celle des eaux mères des deux côtés du Rhin.

En reproduisant le tableau qui va suivre, nous avons cru pouvoir nous dispenser de donner tous les détails des analyses chimiques. Le chlorure de sodium, et avant lui les bromures de sodium, de potassium ou de magnésium constituant les principes essentiellement actifs, ils suffisent pour donner la mesure de la puissance médicatrice des eaux. Le travail de MM. Mialhe et Figuier nous a fourni les proportions des bromures alcalins fournis par les eaux mères de Kreussnach, de Nauheim et de Salies en Béarn, nous y avons joint celles des produits analogues trouvés dans les eaux mères de Salins d'après l'analyse déjà donnée et dans les eaux mères de Sassendorf d'après une analyse de M. Müller (2). Voici ce tableau :

(1) *Examen comparatif des principales eaux minérales d'Allemagne et de France, sous le rapport chimique et thérapeutique ;* année 1848.

(2) *Archiv. der Pharmacie* (t. C, p. 148). L'analyse est faite sur 500 grammes d'eau mère et avec l'ancien système de pondération. Je l'ai mise en rapport avec les autres analyses du tableau.

Tableau comparatif des proportions de bromures alcalins trouvées dans les eaux mères de la France et de l'Allemagne (1).

EAUX MÈRES.	PESANT. spécifique.	PROPORTIONS des bromures alcalins.	SOMME des matièr. solubles.
	gr.	gr.	gr
Kreussnach. . .	1,293	Bromure de sodium 8,70 — de magnésium . 2,62	316,6
Nauheim. . . .	1,381	Bromure de sodium 2,60 — de magnésium . 1,43	383,3
Sassendorf. . .	1,280	Bromure de sodium 0,00 — de magnésium . 1,38	290,0
Salies en Béarn.	1,218	Bromure de potass. 1,60 — de magnésium . 0,63	282,5
Salins (Jura) . .	1,267	Bromure de sodium 2,70 — de magnésium . 0,00	319,7

En jetant les yeux sur ce tableau, on est d'abord frappé de la richesse bromurée des eaux de Kreussnach, et sous ce rapport de leur supériorité sur toutes les

(1) Le procédé par lequel on déplace le brome dans les eaux mères, sans le soumettre à une analyse détaillée, consiste dans une addition progressive de chlore, et dans l'évaluation de la quantité de brome, par la coloration que celui-ci communique à un volume déterminé d'éther. C'est le procédé mis en usage par MM. Figuier et Mialhe. Le cahier des *Annales de physique et de chimie*, de novembre 1851, contient un *Mémoire* du premier de ces auteurs sur *le dosage du brome*. Il devrait être entre les mains de tous les médecins qui se livrent à l'hydrologie.

autres. Elles contiennent, en effet, $11^{gr},30$ de composés actifs, c'est-à-dire de ceux auxquels l'expérience attribue avec raison l'énergie d'action la plus grande. Il faudrait un peu plus de quatre parties en poids des eaux de Salins pour représenter cette quantité. A première vue, la différence paraît si considérable qu'elle fait descendre à une place bien inférieure les eaux du Jura. Il n'en est pas ainsi. Les composés bromurés sont mêlés dans les eaux mères avec d'autres matières en dissolution qui se rapprochent plus ou moins de leurs qualités chimiques. Si ces matières sont abondantes et si elles consistent principalement en chlorures, elles élèvent le degré de puissance des eaux et leur donnent une grande valeur thérapeutique. C'est ce qui existe dans les eaux de Salins. Non-seulement les matières solubles surpassent de quelques grammes les eaux de Kreussnach, elles sont encore très riches en chlorures de sodium, de potassium et de magnésium. On ne peut pas dire cependant qu'à volume égal, les eaux mères françaises constituent l'équivalent médical des eaux mères allemandes ; mais celles du Jura valent beaucoup par elles-mêmes, comme l'expérience l'a depuis longtemps prouvé et comme le prouve aussi l'analyse chimique.

Nauheim est moins riche en composés bromurés que Kreussnach, mais plus riche que Salins de quelques centigrammes. Nauheim l'emporte également sur Salins et aussi sur Kreussnach pour la somme de matières solubles. Sassendorf et Salies doivent être classés au contraire dans la catégorie des eaux mères faibles. Ces établissements sont laissés bien loin de la valeur exprimée chimiquement par les analyses des eaux mères de Kreussnach et de Salins.

Ce qui précède expliquerait pourquoi une grande renommée s'attache à Kreussnach et semble devoir éloigner de cet établissement toute rivalité redoutable; mais il ne faut pas perdre de vue une chose essentielle dans la question. Les eaux mères ne sont pas une eau minérale composée par la nature et qui serait employée au traitement des maladies telle qu'elle sortirait de sa source; elles sont les résidus de l'évaporation de l'eau minérale naturelle. Or, ces résidus ne constituent pas à eux seuls l'étoffe d'un bain, ils en forment l'élément principal qui n'entre jamais dans la masse d'eau naturelle ou salée qu'à des doses assez modérées. C'est un médicament dont la quantité se règle sur les effets qu'on veut produire. A ce compte, on peut, avec des eaux mères faibles, atteindre les mêmes résultats qu'avec des eaux mères fortes. Ainsi, en supposant une eau mère forte, on en verserait dans le bain dix litres au lieu de trente qui est la mesure ordinaire pour les eaux de Salins, et l'on aurait un mélange qui présenterait la même vertu thérapeutique. On peut en conclure que Salins et même une eau mère moins forte, valent Kreussnach, comme les eaux mères plus richement dotées. La création de Salins a été faite pour donner à la France ce que l'Allemagne considérait comme son apanage exclusif. Avec de l'eau salée on obtient des eaux mères, et quand les résidus contiennent d'assez grandes quantités de bromures et de chlorures, ce qui existe pour les eaux mères du Jura, elles méritent le succès, surtout quand l'expérience en a montré toute la légitimité.

CHAPITRE IV.

MODE D'ACTION DES EAUX SALÉES ET DES EAUX MÈRES.

Les eaux salées, prises à la dose d'un demi-verre ou d'un verre à boire de grandeur ordinaire, ont tout d'abord un effet purgatif. Cet effet, nous l'avons déjà dit, est beaucoup moins prononcé qu'à la suite d'une semblable dose d'eau marine; il y a même des organisations qui les supportent sans en éprouver le moindre dérangement. Quelque action qui suive d'ailleurs cette médication, la tolérance s'établit bientôt dans les viscères gastriques et le goût du malade ne tarde pas même à s'en accommoder. Bien que cet effet ne soit pas général, il est toujours utile d'insister et même de se répéter, en le signalant. Les malades sont si prompts à se décourager, même avec la meilleure volonté d'en finir avec leurs souffrances, que ces avertissements sont toujours de salutaires précautions.

Les effets médicateurs se prononcent ordinairement dans un temps assez court. Après les premiers jours ou à la fin de la première semaine, un changement s'opère dans l'état de l'estomac, s'il est frappé d'inertie ou s'il est affecté de ces névropathies moins douloureuses que fatigantes qui s'opposent à l'accomplissement régulier des actes de la digestion. Avec des névralgies caractérisées, le résultat est moins prompt et moins facile à obtenir. D'abord toutes les névralgies de l'estomac ne sont pas curables par les eaux salées; et l'on ne peut soulager ou guérir celles qui le sont qu'en variant les doses, et surtout en modifiant le médicament. C'est dans ces cas difficiles que l'efficacité des eaux dépend de la manière dont on les administre. Lorsqu'il y a affaiblissement des forces ou trouble dans les fonctions d'un organe essentiel à la vie, que cet état pathologique entraîne la langueur et l'insomnie, il est rare que leur usage ne détermine pas une réaction favorable. Voici comment se succèdent les changements qui se produisent sous leur influence.

L'appétit augmente d'abord, les forces gastriques rétablies opèrent sans trouble le travail de la digestion. Quand ce travail se complique d'une douleur plus ou moins vive, la souffrance se modère dans sa force, diminue dans sa durée, et finit par disparaître dans un temps qui se mesure sur le caractère de la névralgie, le tempérament du malade, et essentiellement aussi sur le mode d'administration des eaux. L'action locale ne tarde pas à rayonner dans le reste de l'organisme. Un sentiment général de force, de bien-être se fait sentir. Le sang circule plus vite, la coloration de la peau se marque davantage, les tissus acquièrent plus de fermeté, et le corps semble prendre plus d'embonpoint, ce qui du reste est la conséquence nécessaire de l'activité réveillée dans toutes les fonctions.

Quand d'autres organes que l'estomac sont affectés, il s'y produit une action résolutive dans les cas d'engorgement, ou tonique dans les cas d'excrétion exagérée des muqueuses. Mais lorsque les maladies traitées par l'eau salée résistent à ce moyen d'action, il ne faut pas insister longtemps sur son usage. Il faut le suspendre, le reprendre après un temps plus ou moins long de repos, si l'on ne veut pas altérer l'appétit et développer enfin une éruption cutanée, conséquence fréquente de la surexcitation produite sur les muqueuses de l'appareil digestif. Le prurigo qui résulte de l'usage de l'eau salée peut n'être ni très douloureux, ni très étendu ; il est facile du reste d'en modérer la force ou même d'en éviter le développement en réglant convenablement l'emploi de cette médication active. Malheureusement, cette fâcheuse complication n'est pas toujours aussi modérée. J'ai vu des malades affligés, à la suite de ce traitement, d'éruptions furonculeuses difficiles à vaincre. Ces cas sont très rares, mais il faut les citer pour qu'ils servent d'avertissement au médecin comme au malade, quelquefois trop empressés l'un et l'autre, et même trop peu prudents. La médecine par les eaux minérales est, en effet, plus difficile à comprendre et à savoir diriger qu'on ne le pense généralement. L'Allemagne a fait de grands progrès dans cette branche de l'art ; la France, jusqu'à présent, loin de la devancer, commence à peine à la suivre.

Les eaux mères agissent avec une puissance qui se mesure sur la richesse de leur composition, mais cette activité est en raison, on le sait déjà, de la quantité d'eau simple ou d'eau salée qui entre en proportion dans le mélange. La dose ordinaire des eaux mères pour chaque bain est de 25 à 30 litres. Il importe, en général, de commencer le traitement par des quantités plus modérées. Elles se règlent, d'ailleurs, sur l'âge, le sexe, le tempérament, sur la maladie comme sur l'état du malade, et on les modifie suivant les effets qu'on ne tarde pas à observer.

A la dose de 15 à 20 litres par bain, à la température de 26 à 27 degrés et sur un adulte, il ne se produit immédiatement aucune action sur la peau. Il faut élever la dose, user de la médication pendant quelques jours, pour qu'il se manifeste une excitation générale dont les premiers symptômes sont le trouble du sommeil et l'accélération de la circulation. Quelques picotements plus ou moins vifs, parfois une éruption plus ou moins légère viennent s'y joindre; l'influence sodo-bromurée peut aller même jusqu'à produire des congestions. Mais lorsque les bains sont convenablement mitigés et prescrits avec prudence, les accidents n'arrivent pas jusque-là ; ils céderaient, du reste, après une courte interruption et au moyen de quelques bains adoucissants. Dès que la première épreuve est finie, que l'acclimatement est complet, si je puis ainsi parler, on ne ressent plus que l'impression ordinaire des bains sodo-bromurés; l'eau en paraît douce et onctueuse, comme si elle portait de la gélatine en dissolution.

On pressent en quoi consistent les premiers effets médicateurs. L'appétit augmente, les forces se relèvent; il se produit enfin, dans toute l'économie, un surcroît de vitalité qui transforme en peu de temps l'état des malades. Ces changements sont d'autant plus sensibles que les maladies appartiennent de plus près au genre scrofuleux ou au genre asthénique.

Dans les affections de genre scrofuleux, les forces se retrempent assez vite pour donner l'espérance d'un prompt rétablissement ; il faut que le tempérament présente un état pathologique très prononcé pour que les effets médicateurs soient lents à se produire. La situation s'améliore rapidement quand elle consiste dans la faiblesse des forces digestives, la paresse dans les mouvements du corps, l'inertie dans les facultés de l'esprit, caractères ordinaires des tempéraments lymphatiques. Dans ces conditions comme dans les cas de chloro-anémie et d'aménorrhée chlorotique, on est surpris du peu d'efforts qui sont nécessaires soit pour ramener l'organisme à l'état normal, soit pour rendre au travail physiologique des fonctions paresseuses ou frappées d'inertie.

Dans les maladies de genre asthénique, les bains sodo-bromurés ont aussi une grande efficacité. Ils raniment les forces vitales épuisées, ils régularisent l'activité nerveuse; ils apaisent les névropathies et guérissent même des névralgies très intenses. Leurs effets s'exercent au moyen de cette tonicité qui se distribue sur toute la surface cutanée et qui, pénétrant peu à peu dans l'organisme, y ramène l'équilibre et y fait régner la santé. Dans la plupart de ces souffrances de caractère spasmodique qui réclament la médication tonique, le bain ne s'opère jamais mieux que par la voie de la peau.

Par cette voie, les effets sont plus sûrs, parce qu'ils se développent dans une progression modérée. C'est ce qui constitue la valeur médicale des bains minéraux fortifiants en général, et de ceux de Salins en particulier.

Cette action de surface qui, de la circonférence, pénètre dans les organes profonds, se caractérise surtout dans les engorgements scrofuleux depuis la simple adénite jusqu'aux engorgements compliqués de plaies et de caries, le rachitisme et ses diverses formes et les tumeurs blanches des articulations. Là est surtout leur action souveraine. L'effet général et local se produisent en même temps. Pendant que, d'une part, on observe la transformation favorable qui s'opère dans l'organisme, on peut suivre des yeux la marche du travail de résolution qui réduit le volume des engorgements ou des tumeurs, et voir s'accomplir presque jour par jour les modifications de bonne nature qui changent l'aspect de lésions plus graves. Ici rien n'est exagéré, et nous avons à peine besoin de le dire. Si jamais la vérité est indispensable, c'est surtout en cette matière où l'exagération ne sert qu'à pousser aux imprudences et à préparer les dangers.

Par compensation, ces bains, malgré leur activité, ne répondent pas toujours aussi vite et aussi bien aux désirs du malade. Dans les cas précédents, leur efficacité n'admet pas, en quelque sorte, d'exception. Le médecin peut s'engager sans risque, sur la foi de l'expérience qui, dans cette catégorie d'affections ou de souffrances, compte tant de succès. Il en est autrement quand les désordres ont pour siége des organes essentiels à la vie. On obtient sans doute des résultats importants, comme le prouvent des faits nombreux ; mais ils sont lents, ils sont difficiles, et il faut plus d'une saison et le concours de soins attentifs et éclairés pour obtenir des changements notables et toucher à la guérison. Nous signalerons plus loin les maladies qui appartiennent à cette catégorie.

Un auxiliaire puissant des bains sodo-bromurés, surtout dans les affections qui exigent un traitement long et pénible, c'est l'usage interne de l'eau salée. Ce moyen d'action sur lequel on compte beaucoup dans l'établissement de Nauheim, mérite aussi de marcher presque à l'égal des bains sodo-bromurés dans l'établissement de Salins. Il fournit, en premier lieu, un élément de plus à l'absorption ; en second lieu, il agit directement sur l'estomac et le canal digestif, ce qui est souvent une condition de succès contre des maladies de ces organes. L'eau salée guérit dans bien des cas, indépendamment du traitement par les bains. Les avantages se dessinent surtout lorsqu'au lieu de constituer la médication à elle seule, elle en forme un des éléments ; c'est par ce double concours, celui du traitement interne et celui du traitement balnéaire, que s'obtiennent les grandes cures. Mais il est difficile de tracer des règles absolues pour la conduite à suivre dans l'emploi de ce double moyen d'action ; c'est une question d'expérience et de tact, de ce tact médical qui éclaire en dehors de toute règle de convention, de tout précepte d'école. Ainsi, des traitements commencés par les bains n'ont pas d'effet salutaire, parce qu'ils n'ont pas été précédés par le régime de l'eau salée. Dans d'autres cas, et suivant les exigences du tempérament particulier du malade qu'il faut étudier avec soin, ce n'est qu'en alternant qu'on obtient des améliorations et qu'on parvient au résultat final. Dans ces états différents, le traitement n'exige que l'emploi de l'eau salée, car son administration donne seule les bons effets qu'on poursuivrait vainement au moyen de la médication balnéaire. Il semble que, dans les affections internes, et surtout celles du canal intestinal, le traitement par les boissons salées aurait de l'avantage sur celui qui pénètre par la voie de la peau ; le moyen médical auxiliaire l'emporterait sur le moyen considéré comme le plus puissant. Les effets curatifs et quelquefois surprenants des bains sodo-bromurés s'exerceraient en sens inverse ; lymphe, scrofule, caries, tumeurs de divers genres, affections rhumatismales chroniques, etc., seraient de son ressort. L'alliance de ces deux agents de traitement, les bains et l'eau salée, voilà surtout ce qui doit fixer l'attention : nous l'avons déjà dit, c'est en la comprenant bien et en sachant la mettre convenablement en pratique, qu'on opère ces grandes cures qui font la renommée des établissements où on les obtient.

Les eaux salées prises pendant un temps trop prolongé, fatiguent les organes, éteignent ou diminuent l'appétit, et font obstacle même au progrès de la guérison ; il faut savoir s'arrêter à propos, autant à cause de cet inconvénient que pour d'autres signalés précédemment.

Les précautions en ce qui concerne les bains ne sont pas moins indispensables à prendre. Outre les effets déjà connus, il y en a d'autres qui, en s'aggravant, entraînent des accidents souvent sans importance, rarement d'un peu de gravité. Même à doses modérées, les bains peuvent produire des congestions assez vives suivant le degré de prépondérance du système sanguin et l'état de la sensibilité. On en a vu avec 30 ou 35 litres d'eaux mères; à plus forte raison, ces événements sont ici à craindre, lorsque la proportion de l'élément actif est plus élevée. On leur a assigné pour cause, et pour cause unique, les effets connus du bromure de potassium sur l'économie. Ainsi, lorsqu'on administre pendant quelques jours ce composé alcalin, il survient de l'embarras dans les fosses nasales, de l'enchifrènement; de la céphalalgie et même un peu d'excitation cérébrale. Cela est vrai, mais cela s'observe quand on donne le bromure potassique à l'intérieur, forme sous laquelle rien n'est perdu, tandis que la plus grande partie se perd en faisant pénétrer le médicament par la voie externe. Les congestions sont surtout le résultat d'une action générale qui se compose de celle de tous les éléments contenus dans les eaux mères, bromures, iodures, chlorures alcalins. L'ivresse bromurée, dont on a parlé peut-être sans jamais l'avoir observée, nous semble une idée théorique. Si on l'a vue se produire, c'est la disposition spéciale du malade, l'excès dans les doses, et sans doute aussi l'imprudence qu'il faut en accuser. Il existe d'ailleurs des symptômes préliminaires, propres à servir d'avertissement dans les ivresses de ce genre, aux malades comme aux médecins; c'est l'état des fosses nasales. A l'apparition de ce signe, on s'arrête, et le danger est conjuré!

Dans la plupart des eaux minérales connues, les effets curatifs ne se manifestent, en général, qu'après le traitement; il en est fréquemment ainsi, et surtout dans certaines maladies, pour les eaux du Jura. Je ne parle pas, comme on le pense bien, de ces états de santé peu graves qui n'ont pas besoin d'un traitement énergique et prolongé. Il y a, du reste, des maladies caractérisées et même des lésions dont l'amélioration se prononce pendant le traitement et même à son début. Mais le principe est vrai. En général, il faut que l'économie se débarrasse de certains effets dus au traitement balnéaire, pour que le bien se montre dans toute sa plénitude. Ces effets sont le malaise, l'excitation, une sorte d'état fébrile, l'insomnie : Si, malgré les intervalles de repos dont on coupe le traitement, malgré l'emploi de moyens calmants, la situation persiste et entretient le malade dans une sorte de trouble pendant le cours de la saison, il y a à craindre que ces symptômes ne soient confondus avec d'autres qui condamneraient l'efficacité du bain et feraient prescrire d'y renoncer. C'est ici qu'il faut de la clairvoyance, car en se trompant sur la valeur d'un signe, on pourrait priver le malade des bienfaits d'une médication qui peut le guérir. Ces situations ne sont pas communes. L'acclimatement se fait assez vite et se fait chez la plupart des sujets ; à peine la première épreuve est-elle passée, qu'un sentiment de bien-être, de force, un besoin nouveau d'activité se substituent aux conditions qui existaient avant le traitement balnéaire. Les malades d'une autre catégorie, ceux qui, loin de s'acclimater, éprouvent jusqu'à la fin les effets dont nous avons parlé plus haut, ne sont réellement délivrés de cette complication qu'après le traitement, et parfois au bout d'un temps assez long. Pour ceux qui se distinguent par une vive susceptibilité et un certain délabrement organique, il faut user d'une grande prudence dans la direction du traitement. On doit élever progressivement la proportion des eaux mères, commencer par 18 litres, par exemple, monter jusqu'à 25, et aller rarement jusqu'à 30. Il est important aussi de s'arrêter au bout de 20 à 25 bains, d'en faire ce qu'on appelle une saison, et lorsqu'on en prescrit plus d'une, de les séparer par intervalles mesurés sur les effets produits sur la maladie comme sur l'état général de l'organisme.

Les résidus de l'évaporation des eaux salées naturelles, les eaux mères sont alcalines. Dans les bains où elles entrent en plus ou moins grande proportion, l'alcalinité du mélange est en raison de la quantité de ces éléments actifs. Après les travaux assez nombreux, et surtout très concluants, qui ont été faits depuis quelques années, on possède la connaissance des propriétés physiologiques de l'alcalinisation. S'il nous est permis de nous citer nous-même, nous avons publié, il y a peu de temps, un travail qui a agrandi la question et assigné de nouvelles applications des alcalins à la thérapeutique (1) : donc on n'ignore pas que ces agents ont la propriété de fluidifier le sang, de le rendre plus facilement circulable dans les

(1) *Du traitement rationnel de la congestion et de l'apoplexie par les alcalins et par le bicarbonate de soude.* Paris, 1854, chez J.-B. Baillière.

vaisseaux. Elle sert à expliquer bien des faits, bien des phénomènes obscurs qui se passent pendant la durée de la médication alcaline ou qui en sont la suite ordinaire. Dans l'espèce des eaux de Salins, l'influence alcaline s'exerce assurément. Elle se montre à découvert dans quelques uns de ses effets. Mais, quand il s'agit d'eaux minérales, il ne faut pas plus que pour tous les agents employés en médecine, vouloir tout expliquer par la chimie. Le corps humain est un laboratoire qui ne ressemble pas à celui des officines. Outre les actions chimiques qu'il faut accepter, car elles existent, et qui ont d'ailleurs mis en lumière tout un côté d'une question restée entièrement obscure jusqu'à nous, outre les actions chimiques, il y en a d'autres dont l'observation constate l'évidence et qui n'en sont pas moins réelles, bien qu'elles échappent à toute explication. Cela se manifeste dans la plupart des effets thérapeutiques ; cela se montre avec plus d'éclat encore dans les eaux minérales. Il y en a même qu'on pourrait appeler *dynamiques*, car leur mode d'action ne s'explique ni par la composition chimique, ni par la température, ni par d'autres conditions plus ou moins appréciables; elle existe, voilà tout (1).

Les eaux de Salins agissent chimiquement et par l'alcalinisation proprement dite et par l'effet connu des bromures et des iodures, mais elles agissent aussi par une force propre. On me pardonnera ces détails, dans

(1) Comme exemple de ces *eaux dynamiques*, j'en citerai deux : *Gastein*, en basse Autriche, *Tœplitz*, en Bohême. L'analyse chimique est muette, mais les effets sont aussi puissants qu'incontestables.

lesquels j'ai cru devoir entrer pour protester contre les tendances actuelles. On préfère se guider pour le traitement des malades, sur l'observation chimique que sur l'observation médicale proprement dite ; à Vichy, tout le monde est armé, malades et médecins, de papiers réactifs pour constater si l'on n'est pas encore assez alcalinisé ou si on l'est trop ; il ne faut pas renfermer l'observation médicale dans l'étroite prison d'un aussi petit détail.

S'il y a quelques lacunes dans cette analyse touchant les effets thérapeutiques des eaux, elles seront remplies par les développements qui vont suivre.

CHAPITRE V.

EFFETS THÉRAPEUTIQUES.

M. le docteur Fontan, de Bagnères-de-Luchon, écrivait déjà en 1840, au retour d'un voyage en Allemagne, les réflexions suivantes : « Il serait à désirer qu'on pût » trouver en France, où la découverte du brome et de » l'iode a été faite, des sources analogues à celles de » Kreussnach, etc. Peut-être en rencontrerait-on dans » les salines de l'Est ou dans les environs de Salies en » Béarn. » Nous avons déjà cité les comparaisons faites par le docteur Trousseau entre les eaux iodées ou bromurées des deux côtés du Rhin (1) ; il n'en fallait pas

(1) *Recherches sur les eaux minérales d'Allemagne* (*Annales de physique et de chimie*, 1846, 1847).

moins pour fixer l'attention sur les produits de cette nature, que le sol français fournit à l'envi, et que pourtant l'art médical ne songeait pas encore à utiliser. Un an plus tard, en 1847 (le travail du docteur Trousseau remonte en 1846 et a été publié six ans après le voyage intéressant du docteur Fontan); un an plus tard, disons-nous, le docteur Aimé Robert signala l'analogie qui existait entre les eaux mères de Kreussnach et celles de Salins (1): il ajoutait à cette appréciation qui devait porter ses fruits, cette réflexion pleine de sens, que les Français avaient la funeste habitude d'aller chercher sur la terre étrangère ce qu'il leur serait si facile de trouver chez eux. Il est souvent assez utile, quand il s'agit d'aller prendre des eaux minérales, de sortir de chez soi; le voyage, quand il est long, peut être un moyen d'action favorable qui dispose par le mouvement et le changement d'habitudes à la réussite des effets qu'on va chercher. Mais, ces réserves faites, la réflexion est juste et mérite qu'on s'y arrête.

Lorsque le docteur Aimé Robert écrivait ces lignes sur les eaux de Salins, on avait déjà commencé à les mettre en expérience. Celui à qui on attribue cette initiative heureuse est un médecin polonais, le docteur Matuszewitz, pratiquant dans cette ville. Il est probable que c'est la connaissance de l'usage et de l'efficacité des eaux allemandes qui le conduisit à étudier les eaux de Salins. Il avait compris parfaitement qu'on pouvait en

(1) *Notice sur l'eau minérale iodurée et bromurée de Wildeig canton d'Argovie)*, 1847.

tirer un grand parti, car elles avaient une tout autre valeur que les bains de mer, puisqu'on en retirait un liquide concentré et fortement saturé d'éléments actifs, c'est-à-dire les eaux mères. Ce médecin clairvoyant avait également apprécié la valeur des eaux salées en boisson. Il a eu, dans les médecins du pays, d'ardents continuateurs qui ont peut-être moins employé la médication interne, mais qui ont usé largement de la médication externe.

Il en est résulté des faits assez nombreux pour fournir des éléments suffisants, non pas à une clinique des eaux, mais à la preuve de leur efficacité puissante, dans tous les cas pathologiques du domaine de celles de Kreussnach et des autres eaux fortement bromurées. Avec les renseignements tirés de cette source et les faits qui sont de notoriété publique, nous avons trouvé assez d'arguments pour appuyer et confirmer au besoin nos propres observations.

Lymphatisme. — Goitre.

Dans un pays constitué géologiquement comme le Jura, c'est-à-dire où les terrains magnésiens abondent, et où l'iode se trouve en faibles proportions, le tempérament général se révèle par la forme pathologique guérie héroïquement par l'iode. Ainsi le goître est très commun dans la contrée ; il s'y rencontre fréquemment des figures où l'on voit poindre quelques-uns des caractères du crétinisme ; il n'est même pas rare de rencontrer des crétins, comme l'on en voit dans le Valais et quelques autres parties de la Suisse. Il s'ensuit que le lymphatisme y règne comme expression générale du tempérament des habitants ; ce n'est pas sur les plateaux et les lieux élevés qu'il se trouve, mais dans les vallées et les gorges profondes. Cette condition de tempérament devait comprendre une classe nombreuse d'états pathologiques plus ou moins prononcés. Les moins graves, ceux qui consistent en une pâleur considérable, une débilité grande, un degré plus ou moins marqué d'empâtement dans les tissus, ou même des engorgements scrofuleux dans les régions glandulaires, disparaissent rapidement sous l'influence des bains d'eaux mères. Les goîtres commençants, et sur de jeunes sujets, cèdent aussi dans un temps court. Depuis l'époque de ces heureuses tentatives, les succès se sont assez multipliés pour qu'on ne les cite plus ; aussi les médecins ne sont pas consultés par les malades de cette classe ; le remède étant devenu d'usage vulgaire, on en use sans croire avoir besoin d'être éclairé sur la manière de l'appliquer. Nous ne rapporterons donc pas des observations appartenant à cette catégorie de guérisons. La médecine donne pour cette fois raison au public ; ce sont des cures élémentaires.

Chloro-anémie. — Aménorrhée.

L'aménorrhée et la dysménorrhée sont, surtout dans quelques parties du Jura, une des complications ordinaires de la chloro-anémie. Dans les villes populeuses, cet état se présente souvent, et s'établit sous l'influence de troubles nerveux qu'on n'observe pas dans les campagnes. Quelle que soit la cause de la difficulté ou de l'absence de la menstruation, excepté qu'elle ne tienne à des lésions de la matrice où à des causes du même ordre, les bains d'eaux mères produisent d'excellents effets. Il nous a été permis de les constater sur une jeune fille, dont la figure couleur de cire et manquant complétement d'expression et de vie, n'avait pas joui depuis longtemps d'une menstruation régulière. Quand la fonction paraissait vouloir se rétablir, ce n'était qu'à la suite d'un traitement très énergique qui avait souvent pour effet d'éveiller de vives douleurs. Les bains pris dans les proportions ordinaires, et à peu près sans interruption pendant deux mois, rétablirent d'abord le libre et normal exercice de la fonction et redonnèrent la coloration vitale et le mouvement au visage. Il n'est pas besoin de dire que les forces se retrempèrent, et que le sentiment d'impuissance ou de fatigue qui se trahissait dans la marche eut bientôt fait place à un état tout différent. Les observations de ce genre sont très nombreuses. Comme les scrofules qui ne présentent pas de gravité, elles sont de la classe des maladies pour lesquelles on s'adresse aux eaux mères sans prendre conseil.

Il y a des formes pathologiques qui rentrent dans la chloro-anémie tout en paraissant très éloignées de cet état morbide, et qui peuvent encore être traitées avec succès par les eaux mères. C'est un vice de composition du sang caractérisé par sa fluidité, qui a pour symptôme, comme la chloro-amémie, le bruit du souffle dans les gros vaisseaux, et qui se manifeste par des congestions à la tête ou dans les autres organes importants. Cet état se complique d'une apathie générale, apathie de l'esprit, et apathie digestive ; on n'a le goût ni de l'aliment matériel, ni de l'aliment intellectuel. Il est rare que les désordres nerveux n'aggravent pas la situation et ne assent croire par la gravité des symptômes à des lésions d'une nature inquiétante.

Cette forme pathologique qui se trouve dans beaucoup de parties de la France, et surtout dans les grandes villes, nous semble pouvoir être traitée avec succès par les eaux mères jointes aux eaux salées en boisson, et voici pourquoi. Les eaux salées employées à l'intérieur et les eaux mères agissent en relevant le ton général de l'organisation, et en excitant l'appétit. L'aliment étant pris en plus grande proportion et étant bien digéré, le sang reprend ses qualités physiologiques, et tous les symptômes qui résultaient de son altération doivent nécessairement disparaître. De prime abord on peut croire que les eaux alcalines, qui ont la propriété de liquéfier le sang, produiraient de mauvais effets dans les cas de ce genre. C'est le contraire qui a lieu (1). Ceci prouve une fois de plus qu'il ne faut pas faire de la médecine chimique d'une manière trop absolue, et que la vérité n'est pas dans l'exagération.

(1) M. le docteur Barthez, médecin de l'hôpital militaire de Vichy, vient de confirmer notre opinion dans un travail lu à la *Société médicale des hôpitaux de Paris*, et intitulé : *De l'emploi des eaux alcalines de Vichy dans les diathèses à forme anémique ou scorbutique.*

Gastralgies. — Entéralgies.

Les gastralgies et les entéralgies, souvent si difficiles à guérir, cèdent complétement au traitement par les bains, et surtout par l'administration des eaux salées, lorsque ces affections appartiennent aux catégories suivantes. Il faut qu'elles se lient à un état chloro-anémique, à un épuisement plus ou moins prononcé, qu'elles coïncident avec le tempérament lymphatique et les formes variées du vice scrofuleux, qu'elles paraissent dépendre d'une complexion rachitique ou d'une anomalie dans la conformation du corps, qu'elles compliquent enfin comme symptômes ou autrement une lésion chronique d'un organe important, comme le poumon, par exemple. Ces gastralgies et entéralgies prennent toutes les formes : tantôt elles sont permanentes, tantôt intermittentes ; tantôt elles se produisent par des douleurs aiguës accompagnées de vomissements, tantôt par des douleurs sourdes qui peuvent ne faire soupçonner qu'une apathie digestive, et non pas un état du système nerveux des viscères qui peut changer de caractère et devenir très douloureux. Cette diversité dans l'expression de la maladie ne doit pas arrêter le médecin dans ses prescriptions. Son guide le plus sûr, c'est l'état général, c'est le tempérament ; ce sont les complexions pathologiques ou les maladies plus ou moins graves qui se traduisent au dehors par des signes non équivoques. Voici les faits qu'il nous a été permis de recueillir.

Une jeune fille de plus de vingt ans était devenue

chlorotique par suite d'imprudences répétées, et cet état était accompagné d'une aberration dans le choix des aliments qui lui faisait rechercher avec passion les acides : elle prenait du vinaigre pur avec excès. L'estomac avait peu à peu perdu la faculté digestive, et il ne recevait pas d'aliments sans faire éprouver de vives douleurs. Ces douleurs, tolérables d'abord, devinrent très intenses, et finirent même par être continues : elles duraient toute la journée, et ne laissaient même pas de repos pendant la nuit. La gastralgie fut traitée comme une inflammation chronique. Plus tard, et quand la médecine du pays eut épuisé la série des remèdes ordinaires, on conseilla les bains d'eaux mères. Ce moyen d'action, quelque énergique qu'il soit, ne produisit pas de résultat, ou du moins, une amélioration assez notable pour encourager la malade à persister. J'ordonnai les eaux salées à l'intérieur, à la dose d'un demi-verre le matin, coupée avec égale parties d'eau de laitue; plus tard, le mélange fut fait avec le lait. Quand les douleurs s'exaspéraient pendant le traitement sous l'influence d'un écart de régime ou de toute autre cause, je cherchais à calmer avec les opiacés (les gouttes noires, etc., etc.), mais j'étais loin de réussir toujours. Le meilleur moyen était une interruption de quelques jours, ou, comme je l'ai fait plus tard, de reposer des eaux salées par des bains d'eaux mères qui avaient l'avantage de continuer le traitement par une voie indirecte, c'est-à-dire avec moins d'excitation que par la voie directe. Quand je prescrivis l'usage des eaux salées, les douleurs étaient très intenses et continues : elles se calmaient quelquefois, surtout quand la malade savait s'astreindre au régime le plus sévère, elles ne disparaissaient jamais complétement. Dès la première quinzaine, il se produisit une amélioration sensible; les douleurs étaient moins vives, les digestions plus faciles, le repos de la nuit était moins troublé. Peu à peu des intermittences plus ou moins longue dans la souffrance se montrèrent pendant la journée. Plus tard la gastralgie ne s'éveilla que pendant le travail de la digestion. En même temps, enfin, que ces changements salutaires s'opéraient, le teint s'anima d'un peu de couleur, l'embonpoint et les forces physiques reparurent avec le courage moral qui s'était entièrement évanoui. A mon départ, c'est-à-dire deux mois après le commencement du traitement, l'amélioration était assez avancée pour donner l'espérance d'une prompte guérison.

Je prescrivis les eaux salées sous la même forme et de la même manière à une femme d'un tempérament lymphatico-bilieux, qui, à la suite d'une impression morale vive, avait été prise de vomissements et traitée comme pour une gastrite, c'est-à-dire par la diète et la saignée. Ce traitement lui avait ôté ses forces, sans rendre à l'organe l'aptitude nécessaire pour bien remplir ses fonctions. L'estomac ne digérant pas, elle avait obéi à tous les conseils et essayé de tous les régimes. Fatiguée d'essais infructueux, elle avait fini par se conduire suivant son caprice dans le choix de ses aliments, et par éprouver dans l'estomac une sensation de gonflement incommode et de chaleur vive qui s'accompagnait souvent, et surtout au moment des repas, de douleurs assez aiguës. Cet état de souffrance avait même développé une telle impressionnabilité dans la région, que la malade ne pouvait y supporter la pression de ses vêtements. Les eaux salées furent prises chaque jour comme dans le cas précédent : l'amélioration ne fut pas d'abord très marquée; mais au bout d'un mois, pendant lequel il y eut des interruptions et même des écarts dans le régime, la malade mangeait avec appétit, et souffrait faiblement pendant ses digestions, quand elle souffrait. Je la revis quelque temps après, elle était à peu près guérie.

Le troisième fait est relatif à une gastropathie d'une espèce toute différente. Il s'agit d'un jeune enfant de dix à douze ans, issu d'une mère tuberculeuse, cachectique ; les yeux brillants, les pommettes saillantes, les lèvres pâles et quelquefois violacées, comme s'il y avait une gêne dans la circulation du sang; la poitrine comprimée, la respiration difficile; éprouvant enfin dans la région de l'estomac la sensation d'une barre, ou, pour mieux dire, d'une contraction spasmodique douloureuse, surtout le matin et pendant le premier repas, et qui ne se dissipait que vers le soir. Cet état de l'estomac rendait les digestions pénibles, nuisait à l'appétit, augmentait la maigreur, et aggravait la faiblesse de cet intéressant malade. La gastropathie n'était que l'accessoire, la souffrance générale et les symptômes qui la caractérisaient le principal. Des bains d'eaux mères avaient été prescrits ; ce traitement, loin de produire quelque bien, déterminait des contractions plus douloureuses encore dans la région de l'estomac, et loin de remonter l'énergie organique, la déprimait au contraire. Ces bains ayant été abandonnés, on conseilla d'essayer les bains froids. Consulté à cette époque, je n'hésitai pas à dire que le petit malade était incapable de réaction, et que les symptômes ne feraient que s'aggraver, loin de se modifier d'une manière favorable. Je conseillai alors les eaux salées coupées avec le lait; je savais ce moyen excellent pour éveiller l'inertie de l'estomac, et sans parler même de l'action du chlorure de sodium dans la disposition à la tuberculisation pulmonaire, et peut-être aussi dans la tuberculisation prononcée (nous n'en sommes par encore là), je devais croire que la nutrition étant devenue plus facile et plus riche, le sang acquerrait une meilleure composition et relèverait les forces déprimées. Quand ce changement se serait produit en partie, il deviendrait utile, selon moi, de revenir aux eaux mères, qui ne feraient que soutenir et même corroborer l'action des eaux salées. Les effets se prononcèrent comme je l'avais prévu. Les eaux salées n'étaient d'abord acceptées qu'avec difficulté; bientôt elles passèrent facilement et ne donnèrent lieu à aucun inconvénient. A compter des premiers jours, la contraction gastrique devint moins forte et se prolongea moins longtemps; l'appétit augmenta; le visage prit un peu de coloration; les lèvres revêtirent une teinte plus naturelle, et l'oppression, qui se produisait à la moindre fatigue, diminua sensiblement. Les bains d'eaux mères contribuèrent à peine au traitement, qui consista à peu près tout entier dans les eaux salées; j'y joignis seulement la gymnastique, un exercice gradué, et je crus enfin devoir interrompre de temps en temps cette médication (après trois semaines, par exemple) par un voyage de quelques jours, qui devait exposer à cette *aération* si favorable aux corps débilités, et même dans certaines conditions aux personnes atteintes de phthisie pulmonaire. Au retour de ces excursions salutaires, le malade reprenait les eaux. Au bout de deux mois, une transformation profonde s'était opérée dans l'état général : il n'y avait plus de souffrance, car l'estomac fonctionnait parfaitement et les forces étaient revenues.

Les gastralgies, comme les entéralgies (car celles-ci peuvent être assimilées aux premières sur le témoignage des praticiens qui en ont compté dans leur pratique), peuvent être rebelles au régime des eaux salées, surtout quand l'élément sanguin domine dans l'économie. Mais lorsqu'elles paraissent résister dans les organisations débilitées, lymphatiques ou scrofuleuses, il faut continuer avec persistance ; le succès est à ce prix. On a remarqué, du reste (je tiens cette observation de M. Pourchet, médecin de Salins, et je l'ai faite moi-même), que, lorsqu'on suspend la médication pour la reprendre après un intervalle de repos, les symptômes se reproduisent avec une intensité qui peut faire croire à l'impuissance du médicament ou tout au plus à sa puissance éphémère. Si l'on ne se décourage pas devant cette apparence, qui peut se répéter plusieurs fois, on voit l'amélioration grandir peu à peu en se consolidant, et préparer une guérison définitive. Les résultats favorables dépendent de l'esprit de suite qui règne dans le traitement. Cet esprit de suite ne consiste pas dans la continuation non interrompue des eaux, mais dans leur suspension sagement conduite, pour éviter deux inconvénients qui ont chacun leur gravité. Il faut suspendre de temps en temps, en effet, la médication pour ne pas user l'agent thérapeutique, pour éviter l'augmentation progressive des doses, pour ne pas fatiguer le malade, et aussi pour ne pas développer une trop grande altération; mais il est indispensable surtout de procéder ainsi pour ne pas déterminer ces démangeaisons douloureuses, ces prurigos plus ou moins étendus qui peuvent exaspérer les gastralgies en agissant sympathiquement sur elles. J'ai vu cette complication sur la malade qui fait le sujet de la première des trois observations précédentes; à plus forte raison se produirait-elle sur ces organisations de la ville si différentes de celles de la campagne, et qui se distinguent par une peau d'un tissu délicat et une exquise sensibilité.

Asthénie musculaire. — Rhumatisme chronique.

L'état de faiblesse, d'impuissance qui se développe dans un membre après la consolidation d'une fracture ou à la suite d'affections articulaires, se corrige complétement et promptement par l'usage des bains d'eaux mères. J'en ai vu un exemple sur une personne qui, à la suite d'un accident très grave, manquait de force dans les membres inférieurs et s'affaissait en quelque sorte sous le poids de son corps à la moindre fatigue. Du reste, les faits de cette nature, couronnés par le même résultat, sont très communs par la médication sodo-bromurée.

Les rhumatismes chroniques guérissent aussi sous l'influence du même traitement. Il y a des faits pour, il y en a d'autres contre. Ce qu'il y a de manifeste au milieu de ces contradictions, c'est que si les bains de Salins guérissent des affections rhumatismales, ils ne les guérissent pas toutes, et qu'il y en a même qu'ils n'améliorent pas. Il faut faire la part du tempérament quand on soumet des rhumatisants à un traitement qui, dans aucun cas, ne peut demeurer sans effet. S'il n'améliore ou ne guérit pas, il exalte la douleur. Il nous paraît que l'indication est favorable quand les malades sont débiles, lymphatiques, pâles ou doués de cette coloration particulière aux personnes de cette constitution ; le tempérament sanguin est une contre-indication formelle. J'ai observé pour ma part un cas de rhumatisme sur un individu blond et lymphatique ; j'obtins une amélioration, mais mes efforts ne me conduisirent pas plus loin. Je crois que la cause qui fait obstacle à un résultat plus satisfaisant, c'est l'irritabilité vive de ce malade ; dans d'autres conditions de la sensibilité, peut-être aurait-il guéri. En somme, des rhumatismes peuvent guérir ou s'améliorer sous l'influence des bains du Jura ; les résultats dépendent de l'état particulier du sujet.

Hyposthénie, paralysie et paralysie générale.

Il y a des états morbides, très nombreux dans notre siècle, qui sont le triste fruit de l'abus de la civilisation avec les formes variées d'usure ou de destruction qu'elle nous présente. Chez les femmes, cet abus physique ou moral anéantit les forces, exalte le système nerveux et engendre ces névropathies qui, changeant de caractère comme de siége, dans leur mobilité capricieuse, placent le corps dans un état perpétuel de maladie. Quand ces conditions sont caractérisées, il y a toujours un peu de chloro-anémie, et le cœur, qui se trouve naturellement de la partie, est le siége de palpitations ou de phénomènes qui leur ressemblent. De tels exemples ne sont pas rares; ils deviennent de plus en plus communs et offrent une nombreuse clientèle croissante à un grand nombre d'établissements hydrologiques de la France comme de l'étranger. L'établissement de Salins peut être mis au rang de ceux qui peuvent rendre les plus grands services dans cette classe des souffrances humaines. Ils rétablissent les fonctions, ils régularisent le jeu de la vie après en avoir détrempé les ressorts usés ou fatigués par l'abus de l'usage. J'ai vu un exemple de leur efficacité sur une femme du monde, et je ne doute pas du même résultat dans la plupart des cas de ce genre, à peu d'exceptions près.

Les paralysies, qui occupent aussi une place considérable dans la famille nombreuse des maladies, les paralysies s'améliorent-elles ou même guérissent-elles par les bains de Salins? Le mot de paralysie comprend plus d'une acception. Ainsi on peut dire que, sous l'influence du traitement sodo-bromuré, il y a des états paralytiques qui s'améliorent ou guérissent même; qu'il y en a d'autres qui ne guérissent pas et ne s'améliorent qu'en apparence; qu'il y en a enfin qui ne s'améliorent ni ne guérissent. La première catégorie correspond aux paralysies de l'espèce suivante: les paralysies rhumatismales, celles par chloro-anémie, les paralysies résultant de fièvres graves, comme la fièvre typhoïde, par exemple. On comprend, sans avoir besoin d'aucune explication pour le démontrer, que la régénération s'opère dans ces conditions pathologiques. La seconde catégorie correspond aux paralysies par lésions du centre nerveux, cerveau ou moelle épinière. Ces paralysies ne guérissent pas, mais elles semblent s'améliorer, parce que l'appétit reprend, et que les parties paralysées paraissent moins lourdes et acquièrent un peu de force et d'embonpoint. Les effets toniques fortifiants du traitement se manifestent de cette manière, mais ils n'opèrent aucun changement dans l'état de la lésion. Le paralysé se porte mieux, mais il reste toujours paralysé. L'amélioration est réelle au point de vue de l'ensemble de l'économie, elle est illusoire en ce qui se rapporte à la maladie elle-même. Ces changements favorables s'exercent principalement sur les personnes qui ont eu ou des paralysies partielles, ou des hémiplégies, ou des paraplégies, à la suite d'accidents. La troisième catégorie comprend les paralysies qui ne s'améliorent ni ne guérissent, nous aurions pu ajouter qui s'aggravent même par la médication sodobromurée; ce sont celles qui sont le triste résultat du tempérament. Ne voulant parler ici que du tempérament sanguin, on reconnaît certainement que les bains du Jura ne peuvent que l'exalter de nouveau, que lui donner les conditions nécessaires pour reproduire les mêmes effets pathologiques qui ont caractérisé la première attaque. C'est donc en préparer une seconde que d'admettre des paralytiques de cette espèce au traitement par des eaux dont la contre-indication est si évidente; c'est préparer pour ces piscines et ces sources si salutaires des événements de nature à faire baisser les meilleures renommées.

Nous avons dû nous appesantir sur cette question de paralysies, marquer les espèces où les eaux nuisent et où les eaux sont efficaces, tracer profondément une ligne de démarcation entre les conditions qui font que dans telle circonstance, le traitement est salutaire, et que dans d'autres il ne l'est pas, pour aller au-devant de ce qui s'est dit ou écrit en pareille matière. Il y a des erreurs qui sont le défaut de la clairvoyance, si nécessaire en médecine; elles méritent l'indulgence assurément, mais ce serait une grande faute de se taire sur leur compte, en les laissant librement faire leur chemin.

Il existe encore une paralysie d'une forme particulière, qui est l'expression la plus complète de cet abus de la civilisation qui nous pousse à dépenser imprudemment par toutes sortes de voies le mince capital de la vie; cette forme paralytique, c'est la paralysie générale. Le système nerveux, cette source de sensibilité et de mouvement, s'embarrasse dans ses manifestations, par une marche insensible et progressive, jusqu'à ce que l'état paralytique se soit complétement dessiné. Y a-t-il une lésion cérébrale correspondante à cette manifestation de symptômes, manifestation si générale, si complète, qu'elle enveloppe l'organisation tout entière? Ou bien le travail d'anéantissement qui frappe l'arbre nerveux se fait-il du rameau au tronc, ou de la circonférence aux parties centrales? La science a beaucoup dit à ce sujet, dans ces derniers temps, mais n'a pas prononcé son dernier mot. Il nous est permis de nous poser cette question : Les eaux sodo-bromurées pourraient-elles produire quelques effets favorables, suspendre tout au moins la marche du mal pendant un temps plus ou moins long? Les propriétés toniques et résolutives de ces eaux ne seraient-elles pas aptes à déterminer une sorte de reconstitution dans l'appareil affaibli, énervé, de la sensibilité, ce qui entraînerait une amélioration notable dans l'état des symptômes? Il serait difficile de donner une réponse satisfaisante; nous n'avons pas des faits de ce genre appartenant particulièrement aux bains de Salins. Une condition existe, qu'il ne faut pas oublier : c'est la concordance et même la fréquence des congestions cérébrales, dans la paralysie générale. On ne pourrait donc tenter l'expérimentation qu'en s'astreignant à la prudence la plus grande, car une confiance trop facile préparerait certainement des malheurs.

Rachitisme.

Le rachitisme, qui est si répandu dans les grandes villes depuis que la nourrice mercenaire a été substituée à la mère, et dans les campagnes à cause de la misère ou de l'excès du travail qui altère la composition du lait, le rachitisme est encore du domaine des eaux sodo-bromurées. Elles ne corrigent pas les difformités du système osseux lorsque la maladie les a produites, mais sous leur influence ces difformités s'arrêtent dans leur développement. Par les bains d'eaux mères, en effet, le ventre perd les proportions exagérées que lui donne le rachitisme ; les transpirations diminuent et les muscles des membres contractent plus de fermeté ; la nutrition enfin s'opérant convenablement, les os se consolident. Nous avons eu l'occasion de donner des conseils pour quelques rachitiques : après quelques bains, l'état général changeait de face ; il y avait amélioration dans les forces, dans les fonctions de l'estomac, dans l'état des transpirations et dans le volume du ventre. Je n'ai pu malheureusement suivre le traitement jusqu'à la fin. Le rachitisme est guéri par les eaux sodo-bromurées presque au même titre que le lymphatisme ou la scrofule. Malgré la différence des causes et même des formes qui séparent ces maladies ou ces tempéraments pathologiques, ils se touchent de près par l'analogie du traitement.

Tumeurs, ulcérations et caries scrofuleuses.

Les tumeurs scrofuleuses, comme les engorgements glandulaires des aines et de la mâchoire inférieure, et les ulcérations de même nature, cèdent aux eaux sodo-bromurées employées en bains, en douches, en lotions, en topiques. La curation rapide du lymphatisme et du tempérament scrofuleux par le même traitement a été précédemment signalée. Les différentes maladies ou états pathologiques forment le groupe dont les eaux de Salins ont le plus facilement raison ; mais quand la scrofule pénètre profondément l'organisme, qu'au lieu d'un engorgement d'une glande, d'un empâtement plus ou moins profond des tissus, il s'agit d'une carie des os, le mal est grave ; et malgré la puissance curative du traitement employé, il faut du temps pour triompher des désordres. Avec les eaux des Salins, cependant, on parvient à arrêter des caries très étendues et très compliquées. Il existe de nombreux exemples de ces guérisons, connus par la population et comfirmés par les médecins de la localité. Ce sont des témoignages dont il est impossible de ne pas admettre la valeur ; ils corroborent ceux que nous ne pouvons donner nous-mêmes.

Nous avons pu observer un cas de carie très étendue du tiers inférieur du tibia, avec engorgement considérable de l'articulation tibio-tarsienne. De nombreux trajets fistuleux s'ouvraient sur plusieurs points de la jambe et laissaient écouler un pus ichoreux très abondant. La malade était une jeune fille de douze à quatorze ans, qui portait l'empreinte profonde de la scrofule. Les bains d'eaux mères lui furent administrés, d'abord à une dose modérée (moins de 20 litres), et progressivement jusqu'à la dose ordinaire ; peut être plus tard crut-on devoir la porter plus haut. La partie de la jambe qui correspondait au tiers inférieur du tibia et à l'articulation avait un volume assez considérable, un tiers en sus du volume normal. Dès les premiers bains, il se produisit une amélioration marquée dans les facultés digestives, dans la force des jambes, comme dans l'état général de l'économie. Bientôt quelques trajets fistuleux donnèrent moins de matière et furent en voie de cicatrisation. Cette amélioration, qui fut obtenue après le dixième bain, concorda avec une grande diminution dans le volume de la partie malade. Tout faisait espérer que la guérison serait complète, avec la persistance dans les mêmes moyens. Cette jeune malade était traitée par un des médecins de Salins.

Voici un second fait non moins intéressant. Un enfant de deux ou trois ans portait sur la partie dorsale du pied droit une ouverture fistuleuse qui communiquait à une carie assez étendue des os du tarse; tout le pied était gonflé et douloureux, et la petite malade, qui avait une pâleur de cire, était triste et affaissée. On avait traité la plaie par des injections excitantes, elles n'avaient fait qu'augmenter la souffrance et étendre le mal. L'enfant nous fut présentée, et je prescrivis les bains d'eaux mères et des applications permanentes, sur le pied malade, de compresses imbibées des mêmes eaux à l'état de pureté. Je voulus même que les premiers bains fussent préparés avec parties égales d'eaux mères et d'eau simple. C'était sans doute agir avec témérité, mais il fallait donner un coup de fouet à cette organisation débilitée, réveiller cette force de réaction qui était endormie. Après deux ou trois bains, je retrouvai ma petite malade avec des couleurs, de la gaieté, et une sorte d'excitation nerveuse qui était trop naturelle pour inquiéter personne. Pourtant je diminuai prudemment la proportion d'eaux mères (je la réduisis à 6 ou 8 litres par bain); je ne prescrivis même pas un bain chaque jour, mais j'engageai les parents à continuer sans interruption d'entretenir les compresses sur la partie malade. Après quelques alternatives d'amélioration et de retour à l'état qui avait précédé le traitement, un changement favorable se caractérisa. Le gonflement du pied diminua, et même s'effaça presque entièrement; la douleur ne se produisait plus à la pression sur le siége du mal, le trajet fistuleux ne donnait plus ou donnait à peine un peu de suppuration. Forcé de quitter Salins avant d'avoir conduit le traitement jusqu'à la fin, je ne pus en constater moi-même le succès complet. Mes renseignements, si je n'ai pas été trompé, me faisaient espérer la guérison.

Tumeurs blanches.

Il ne m'a pas été permis de traiter des tumeurs blanches; j'ai appris par diverses communications qu'on en avait vu guérir dans des conditions défavorables de curabilité. Le traitement consistait dans les bains répétés deux fois par jour et prolongés pendant plusieurs heures. On administrait en même temps du bromure de potassium à l'intérieur, et l'on allait même jusqu'à faire prendre au malade des doses considérables d'eaux mères. C'est assurément une médecine énergique, ce n'est pas une médecine rationnelle. Il faut que les moyens d'action soient en rapport avec la gravité de la maladie, mais on doit éviter de compromettre le sort du traitement par une exagération qui surpasse toute mesure. Dans tous les cas, les tumeurs blanches sont du ressort des eaux de Salins. Quand l'articulation n'est pas intéressée ou que la tumeur n'est pas bien ancienne, la guérison ne doit pas même tarder longtemps, si le traitement est bien conduit.

Maladies de la peau.

Les maladies de la peau, comme les eczémas, les prurigos, les ecthymas, les herpès, guérissent-elles par les eaux sodo-bromurées, comme on a voulu le dire? C'est une erreur qui doit être combattue. Les eaux salées prises à l'intérieur déterminent le prurigo quand on insiste longtemps sur leur usage. Ce fait d'observation a déjà sa valeur, et il jette quelques doutes sur l'efficacité des bains d'eaux mères dans le traitement de cette affection cutanée. Les qualités excitantes des résidus d'évaporation ne peuvent pas être comparées à celles des eaux sulfureuses; il n'y a pas d'analogie entre ces eaux si différentes comme composition d'abord, et comme effet quand elles sont mises en contact avec la peau. Ces dernières contiennent de la barégine, qui donne une impression douce et onctueuse; les eaux mères font éprouver une impression analogue, mais elles contiennent, en outre des autres éléments qui la composent, une forte proportion de chlorure de sodium excitant très énergique, surtout si le sujet est impressionnable, ou la peau d'un tissu délicat. J'ai voulu essayer des lotions d'eaux mères sur une personne qui, à la suite de congestions répétées, avait contracté une rougeur vive de la face, avec empâtement des traits, injection variqueuse des veines superficielles et ulcérations passagères de la peau, qui était dans un état permanent de desquamation. Je croyais arriver par les qualités toniques des eaux à produire assez d'astriction sur les tissus pour les ramener en partie à leur état normal. Loin d'atteindre ce résultat, j'obtins un effet contraire; il se développa une irritation assez forte pour m'obliger à cesser aussitôt le traitement. A plus forte raison les eaux mères doivent-elles exciter les parties malades, quand l'affection cutanée présente un état subinflammatoire (il ne peut être question de l'état aigu), ou que sa chronicité soit de celles qui redoutent l'emploi des topiques excitants. Traiter alors les maladies de la peau par les eaux de Salins, c'est aggraver leurs symptômes, c'est les étendre en surface, c'est enfin réunir les difficultés, lorsque pour arriver à sa guérison, il faut les simplifier au point de les faire disparaître. Voici un exemple d'une de ces fautes graves qui mérite d'être rapporté.

Une jeune personne avait une dartre assez légère. Douée d'une peau très délicate comme dans les tempéraments lymphatiques, on lui recommanda, malgré cette contre-indication et sans doute sous l'exclusive préoccupation de son tempérament, l'usage des bains d'eaux mères. Le traitement fut continué pendant quelques jours avec confiance; mais loin de disparaître, la dartre persistait et prenait même un caractère d'excitation qui ne permettait pas d'espérer sa guérison prochaine. En effet, l'excitation se prononça davantage, et un eczéma très douloureux ne tarda pas à se développer. De retour à Paris, cette jeune personne fut traitée par son médecin, qui ne parvint qu'après beaucoup d'efforts à faire disparaître la complication due au traitement par les bains sodo-bromurés.

Quelle conclusion tirer de ce fait et des détails qui le

précèdent? Qu'il faut faire une grande part à l'illusion, dans les exemples cités de guérison d'affections cutanées par les eaux mères, et qu'il faut établir comme règle générale, que les maladies de cette classe ne sont pas du ressort des bains de Salins. Les eaux de cette ville ne peuvent dans l'espèce rendre service qu'à l'état d'eau salée et prises à l'intérieur. Administrées par exemple à des lymphatiques, à des scrofuleux, à des cachectiques dont la peau est altérée, elles peuvent aider à guérir par l'action générale qu'elles produisent; ces eaux sont dans ce cas d'excellents auxiliaires : quant au traitement topique, c'est à la thérapeutique ordinaire qu'il faut avoir recours (1).

Phthisie pulmonaire.

C'est avec hésitation que je trace le mot de phthisie pulmonaire dans la série des maladies que les eaux de Salins pourraient favorablement modifier. Assez de discrédit pèse sur les différentes médications tour à tour employées contre cette affection, pour que les nouvelles ne partagent pas une semblable destinée. Il y a cependant des eaux minérales qui ont la confiance des médecins dans le traitement de la phthisie. Qui ne sait les services rendus aux malades par les eaux minérales de Bonnes? Le plus grand nombre sans doute n'y trouve pas de soulagement, ou si la mort est retardée dans sa

(1) M. Pourchet, médecin à Salins, m'a communiqué des renseignements qui conduisent à cette conclusion, à laquelle il m'a paru s'associer lui-même.

marche, le dernier jour n'en arrive pas moins quelques semaines ou quelques mois plus tard. Mais il y a des phthisiques dont le mal s'est arrêté pendant un temps plus ou moins long, à la suite d'un traitement par ces eaux salutaires; il y en a d'autres qui ont guéri. Pourquoi d'autres eaux minérales ne partageraient-elles pas le même privilége, lorsqu'elles se ressemblent par quelques points? Les eaux de Salins contiennent, en effet, un élément qui se trouve dans les eaux de Bonnes : c'est le chlorure de sodium. Elles ont de plus les bromures, ces succédanés puissants de l'iode et de ses composés, si préconisés aujourd'hui contre l'affection tuberculeuse des poumons. Dans tous les cas, voici les faits qu'il m'a été permis de recueillir.

A l'époque d'un premier séjour à Salins, j'avais appris que des médecins du pays croyaient à l'influence favorable des eaux sur la phthisie. M'ayant communiqué une observation qui paraissait confirmer cette opinion, je m'attachai à saisir les occasions qui me permettraient d'en vérifier la valeur par moi-même; il s'en présenta bientôt une. Le fait qu'il me fut permis d'observer, me fut fourni par une dame de tempérament nervoso-sanguin, très délicate, toussant assez fréquemment, et d'une toux sèche ; éprouvant une douleur assez vive dans le larynx et dans les bronches, sujette par intervalles à des crachements de sang, et tourmentée par de cruelles insomnies; la respiration n'était pas nette dans toutes les parties des poumons, qui, sauf quelques points obscurs, paraissaient parfaitement sains. Je crus devoir appliquer un emplâtre de belladone pour calmer la toux, et donner du cyanure de potassium pour diminuer l'irritabilité du système nerveux et procurer un peu de sommeil ; mais je fis consister le fond du traitement dans les eaux salées que je prescrivis en mélange avec l'eau de laitue. Au bout de peu de jours, une amélioration notable se prononça dans l'appétit, dans l'état de la sensibilité, dans celui des forces, dans la douleur fixée dans les bronches, dans la fréquence de la toux. L'eau salée fut interrompue pour être de nouveau reprise. On y revint en effet une seconde fois, mais comme une hémoptysie se manifesta pendant leur usage, on crut devoir les abandonner. A mon départ, le calme était revenu cependant dans l'esprit troublé de la malade, car sa santé se trouvait dans de bonnes conditions. En mon absence, le retour de quelques accidents l'obligea à se soumettre à un nouveau traitement. Au lieu des eaux salées, on lui prescrivit les bains d'eaux mères, qui furent bientôt abandonnés. Cette dame guérit par les eaux de Bonnes dont je lui avais parlé à l'époque où je la traitais. Je l'ai revue depuis, elle continue d'être en parfaite santé.

Cette observation ne présente rien d'assez complet pour conclure en faveur des avantages des eaux de Salins dans la phthisie pulmonaire ; je les employai sur d'autres sujets. Chez l'un des malades, la phthisie était trop avancée pour espérer de retirer quelque effet du traitement ; chez un autre, l'affection était au second degré, et les eaux salées eurent d'abord pour résultat de relever l'appétit de diminuer les crachats, et même de réduire un peu les sueurs. L'amélioration ne se soutint pas ; la faiblesse fit des progrès rapides, bien que l'usage des eaux concordât avec la diminution des crachats, et l'interruption du traitement avec l'augmentation de leur masse. Je dus en conclure qu'à une période avancée, les eaux salées font plus de mal que de bien, en activant l'absorption des produits morbides qui se comportent comme des substances délétères dans l'économie. D'autres médecins ont été plus heureux. Un médecin de Besançon, M. le docteur Druhen, m'écrivait que les eaux de Salins guérissaient la phthisie, et la véritable, ajoutait-il, en m'assurant qu'il avait en sa possession plusieurs faits très concluants.

L'avenir sans doute éclairera la question ; mais on peut se croire autorisé à établir, en attendant, que si les eaux de Salins produisent des effets favorables dans la phthisie pulmonaire, ce n'est pas avec les eaux mères prises en bains, mais avec les eaux salées prises à l'intérieur, comme on prend les eaux de Bonnes. On peut ajouter aussi à cela, qu'à un degré avancé de cette affection, la médication par les eaux ne semble pas être avantageuse, et qu'au contraire il serait plus probable qu'elle entraînât des dangers.

Vice syphilitique.

Il est connu dans le pays qu'un malade qui portait les symptômes syphilitiques de l'état constitutionnel fut guéri radicalement par les bains d'eaux mères prises à la saline d'Arc (1), après avoir vainement employé

(1) La saline d'Arc est alimentée par les sources de Salins ; les eaux mères sont donc identiques.

toutes les ressources du traitement ordinaire. Ici le bromure de potassium a remplacé avantageusement l'iodure et a agi plus énergiquement que lui. Je regrette de ne pas pouvoir dire en quoi consistèrent les détails du traitement; je ne doute pas cependant que la médication par les bains n'ait été secondée par des composés bromurés pris à l'intérieur. J'ai pu voir un exemple du traitement par les bains seulement sur un malade qui portait à la gorge des ulcérations sans cesse renaissantes. Après quelques bains, la gêne qu'il éprouvait dans cette région avait disparu; il crachait moins, et disait lui-même que son état était bien changé. Malheureusement il ne m'a pas été possible de suivre ce malade jusqu'à complète guérison.

Le tableau précédent dit suffisamment à quelles sortes de maladies conviennent les eaux de Salins. Les tempéraments lymphatique, chloro-anémique, le vice scrofuleux et les lésions variées qui s'y rattachent, sont placés en tête des maladies dont les eaux minérales ont le plus facilement raison. Les débilitations qui sont le résultat d'une affection organique, comme la phthisie, d'états pathologiques du système nerveux, comme certaines paralysies, comme des névropathies plus ou moins douloureuses de l'appareil digestif, cèdent aussi à la même médication quand elle est bien dirigée. Le vice syphilitique, qui semble en dehors du cadre des maladies du ressort des eaux salées, y trouve sa place, comme l'a prouvé l'expérience, et comme le prouveraient d'ailleurs d'autres considérations prises dans l'état de la science qu'il serait trop long de détailler ici. Le doute et même l'incrédulité sages que nous avons montrés touchant la curabilité des maladies de la peau ont été motivés de manière que nous n'avons pas besoin d'avoir recours à de nouveaux arguments. Toutefois nous n'avons pas été absolu; le lecteur n'a pas oublié nos réserves, car nous avons dû admettre le possible, tout en montrant en quoi consistait l'impossibilité. Nous renvoyons à ce qui a été dit sur l'efficacité du traitement interne. Quant aux lésions de l'ordre chirurgical, tumeurs et ulcères scrofuleux, caries, hydarthroses, tumeurs articulaires et tumeurs blanches, et d'autres lésions qui peuvent leur être assimilées, elles sont du ressort des maladies dont triomphent les eaux de Salins. Sous ce rapport, les preuves sont faites.

On sait quelles sont les conditions de tempérament qui permettent d'entreprendre d'abord sans danger, et puis avec des espérances de succès, la cure par les eaux du Jura; voici, en quelques mots, celles qui doivent l'interdire. Avec une vive irritabilité dans un tempérament robuste, les bains peuvent produire des congestions sanguines assez fortes pour être considérés comme dangereux; il en est de même avec le tempérament sanguin proprement dit. Dans cette espèce comme dans l'autre, on peut appliquer l'eau mère à un traitement local, jamais à un traitement général. Dans ces deux espèces de tempéraments, il se remarque les effets suivants sous l'influence des eaux sodo-bromurées. Les organes digestifs perdent de leur activité et les forces s'altèrent. L'élément nouveau introduit dans l'économie modifie défavorablement le sang, et crée un état pathologique plus ou moins caractérisé.

CHAPITRE VI.

MODE D'ADMINISTRATION.

Dans la plupart des faits cités dans le chapitre précedent, les doses d'eaux mères n'ont pas franchi 30 litres par bain; lorsqu'on l'élève à une plus forte dose, c'est pour remplir des exigences qui ne sont pas rares dans la pratique médicale. La mesure de 30 litres est donc la dose ordinaire, celle qu'on atteint progressivement, par laquelle on commence quelquefois, mais qu'on ne surpasse pas de beaucoup pour procéder avec prudence. Cette dose de 30 litres est la dose des adultes jusqu'au delà de l'âge mur. On les modifie pour les femmes, pour les enfants ; on pourrait l'augmenter chez les vieillards, si l'on n'avait pas trop fréquemment à craindre pour eux la congestion ou l'apoplexie.

Dans quelques cas, on peut prescrire deux bains par jour, mais c'est bien rarement qu'il faut le faire : l'excès est un danger. La température est une question importante lorsqu'il s'agit de bains. Pour ceux qui nous occupent, il suffit que la température favorise l'absorption des principes médicamenteux contenus dans les eaux, il ne faut rien de plus. Elle doit donc rester modérée : 24, 26, 27 degrés centigrades représentent celle qu'il faut prescrire, les cas de susceptibilité extrême exceptés. La douche, qui est un moyen d'action si puissant, admet et exige même une certaine température. Il s'agit de produire une réaction vive à la surface et dans l'épaisseur des tissus ; elle est d'autant plus forte qu'au lieu d'un élément, il y en a plusieurs; d'une part, les composés salins, de l'autre le degré assez élevé de la température. Il n'y a pas de règle à fixer là-dessus ; on doit se guider sur les nécessités du traitement comme sur la susceptibilité du malade.

Il serait de mauvaise pratique de ne pas suspendre la médication balnéaire après une série de quelques bains, et surtout dès qu'on voit que l'excitation se caractérise. On doit admettre comme une règle à peu près absolue, qu'il faut s'arrêter après 25 ou 30. Il faut suivre dans le traitement par les eaux minérales, et surtout par les eaux minérales actives, les mêmes lois auxquelles on s'astreint dans les traitements pharmaceutiques. En s'arrêtant après certaines doses, on ne fatigue pas l'économie, on ne développe pas avec excès la susceptibilité nerveuse, on n'affaiblit pas, enfin, par l'habitude le degré de puissance du médicament.

Les eaux salées se prennent à la dose d'un demi-verre ou d'un verre le matin ; on peut en donner deux verres par jour. Ceci est loin, sans doute, des quantités énormes d'eaux minérales qu'on s'ingère dans quelques établissements français, et surtout en Allemagne. Mais les eaux salées contiennent une assez grande quantité de chlorure de sodium, sans compter d'autres éléments, pour qu'on doive s'interdire d'en faire abus. On commence la médication interne par de petites doses, un quart, un demi-verre ; on continue par un verre, on peut finir par deux. C'est au début surtout qu'il ne faut pas boire l'eau salée, à l'état de pureté absolue ; il faut user des mélanges qui en facilitent la digestion, et qui en masquent le goût. Le lait, l'eau de laitue, l'eau de gomme, et même le vin, en sont les éléments ordinaires. Rarement on doit en admettre d'autres, surtout s'ils sont doués de quelque activité, car il ne faut pas altérer l'influence propre des eaux par l'influence étrangère. On n'agit pas autrement dans quelques eaux minérales d'Allemagne que j'ai récemment visitées. A Fransensbad, à Carlsbad, on respecte la vertu spéciale des eaux, on ne cherche pas à la faire ce qu'elle n'est pas ; le but principal qu'on se propose en admettant des mélanges sans valeur pharmaceutique, nous l'avons déjà dit, c'est de faire accepter la médication. Est-il besoin d'ajouter qu'il faut user des mêmes précautions pour les eaux salées comme pour les bains d'eaux mères. La circonspection, la prudence, ne sont pas sans doute aussi nécessaires ; l'abus des bains d'eaux mères a des dangers, celui des eaux salées n'a que des inconvénients. Le danger est d'autant plus grand pour les premiers qu'on n'est pas averti dans quelques circonstances. Une congestion éclate d'une manière presque inattendue dans les cas rares, il est vrai, où la médication n'est pas prescrite et dirigée par un esprit compétent. Pour les eaux salées les choses se passent d'une autre manière : ou l'estomac se refuse à les supporter, ou l'appétit s'altère, ou la peau devient le siége de démangeaisons plus ou moins vives, ou la cure s'arrête d'elle-même, et l'on sent qu'on commence à perdre les avantages qu'on avait remportés. Ces signes se dessinent assez nettement pour qu'on doive s'arrêter aussitôt.

Dans un grand nombre de cas pathologiques, les eaux mères et les eaux salées sont mises à contribution pour atteindre le même but. Ce traitement actif exige une double surveillance. Dans ces conditions, il ne faut pas perdre de vue le malade, car, d'un jour à l'autre, la situation peut changer. Ici je voudrais pouvoir tracer des règles qui pourraient servir au médecin comme au malade. Mais je ne le dois pas ; il vaut mieux se confier à la sagacité et à l'expérience du premier, et penser que ce qui précède suffit pour tenir en éveil la prudence du second.

Après avoir parlé de la médication et des précautions à prendre pour la faire réussir, nous allons faire connaître les instruments, c'est-à-dire les ressources que présente l'établissement de Salins, pour la curation des maladies du ressort des eaux sodo-bromurées.

Il y a déjà quelques années que je me chargeai de la mission d'étudier les eaux du Jura, et de faire dresser le plan d'un établissement propre à remplir toutes les indications exigées pour le but qu'on se proposait d'atteindre. M. de Grimaldi, aujourd'hui propriétaire des bains, et qui était alors administrateur des salines de l'Est, m'avait fourni quelques données. Je les mis à profit, et c'est ainsi que je contribuai à accommoder les exigences des divers traitements aux avantages fournis déjà par les lieux. Je ne veux pas faire ici l'histoire du vieux bâtiment abandonné qui était autrefois l'habitation du commissaire du gouvernement préposé à la surveillance de l'exploitation du sel. Avant que les salines devinssent une exploitation particulière, elles avaient une grande importance, et ceux qui en tenaient le gouvernement appartenaient à un rang élevé. Le bâtiment du commissaire était donc considérable, et la place ne devait pas y manquer. C'est là, ainsi que dans les constructions qui en dépendent, que sont établis les bains et leurs accessoires (1).

Dans une galerie donnant sur un jardin sont établis les bains, qui occupent un double rang de chambres. L'eau chaude et l'eau froide arrivent dans chaque baignoire, par un double tuyau. Les eaux mères y sont transportées, pour que leur mélange, qui doit se faire dans de justes proportions, ne soit pas à la libre disposition du malade. L'aération, cette condition si nécessaire du bien-être et de la sûreté dans une chambre de bains, s'opère de la manière la plus facile, et il n'y a pas le moindre inconvénient à craindre de ce côté. Une chambre assez spacieuse a été consacrée aux douches. Tout a été disposé pour que la forme de ce moyen d'action si énergique pût subir toutes les modifications imposées par les nécessités du traitement. Ce qui complète cet appareil balnéaire, c'est une piscine profonde portant un grand diamètre, entretenue dans une température modérée, composée d'un mélange d'eaux salées et

(1) Depuis l'époque où M. Carrière a composé son travail, l'établissement des bains a été notablement augmenté, et des modifications heureuses y ont été faites, ainsi que nous l'avons dit dans le préambule.

d'eaux mères, où l'on peut se mouvoir en se baignant et joindre les avantages de l'exercice aux bienfaits de la médication. Il est à désirer qu'une gymnastique soit établie dans le jardin où est située la piscine. On ne saurait trop multiplier ces moyens d'action, puisque bien des jeunes gens affectés de lymphatisme ou de scrofules sont appelés à jouir du bénéfice de ces bains, et qu'on n'ignore pas que la gymnastique a pour eux la valeur d'un médicament.

Les eaux salées pour l'usage interne ont leur quartier séparé. A Frasensbad, des robinets placés sous la main d'un employé distribuent l'eau minérale ; à côté, il y en a d'autres pour les éléments qui doivent former les mélanges, pour le lait principalement. De cette manière, les prescriptions du médecin sont suivies sur place et tout se fait avec régularité. Nul doute qu'on ne comprenne ces avantages dans l'établissement de Salins, et qu'on n'en fasse jouir les malades. On a l'habitude, à Carlsbad, cet établissement qui jouit d'une renommée européenne, de boire les eaux par l'intermédiaire d'un chalumeau de verre ou de porcelaine, qui plonge dans le bol où est contenue l'eau minérale. Par cette pratique, on préserve l'émail des dents et l'on protége la sensibilité de la bouche. Il n'y a rien à craindre pour les dents avec les eaux de Salins, mais le goût saumâtre serait moins ressenti et provoquerait moins de dégoût chez les femmes ou les personnes impressionnables, si cette facile précaution était adoptée par l'usage.

On pourrait peut-être nous reprocher ici d'oublier un moyen auxiliaire du traitement qui ne manque pas d'importance, de laisser derrière nous une lacune que nous aurions tort de ne pas combler. Nous nous empressons d'aller au-devant du reproche ; mais, loin de nous associer à des idées préconçues, nous le faisons pour corriger une erreur. Le *vaporarium* a été très à la mode dans ces derniers temps. C'est assurément très utile, et il peut être très efficace de faire parvenir, par la voie des poumons, des agents médicamenteux dans l'économie. Mais toutes les substances ne prennent pas, même à des températures exagérées, l'état gazeux indispensable pour l'absorption pulmonaire. Dans la plupart des établissements d'évaporation, la matière entraînée par la vapeur d'eau se condense et se cristallise sur les parois de la chambre, et ce que le malade respire, c'est de l'air un peu plus humide que celui qu'il respirerait sous la voûte du ciel. Voici ce que je lis dans une analyse très bien faite d'un ouvrage sur les *eaux minérales de Nauheim :* « On se rappelle qu'il a été démontré l'an » dernier ce qu'on aurait pu supposer pendant des siè- » cles, à savoir, que, dans les chambres d'inhalation des » établissements thermaux, les malades, en respirant des » vapeurs produites par l'inhalation des eaux minérales, » n'avaient respiré en réalité que de l'eau distillée, les » minéraux fixes étant restés dans l'appareil d'ébullition; » c'est un fait physique de la première simplicité, et ce- » pendant les médecins l'avaient laissé inaperçu et » avaient coutume d'ordonner d'aller respirer les va- » peurs de telles ou telles eaux minérales (1). » Il suffit de simples notions de physique pour comprendre que les

(1) Docteur Sales-Girons, *Revue médicale*, n° du 30 avril 1856.

vaporarium ne servent à rien. Puisqu'il y a des médecins qui les croient utiles, malgré tout ce qui a été dit et qu'on ne devrait pas ignorer, il est bon de signaler des erreurs qui ne sont pas toujours innocentes, comme on pourrait l'admettre. Ainsi, dans l'espèce, c'est-à-dire avec le lymphatisme et la scrofule, l'inhalation de l'air humide crée une condition favorable au développement de ces états pathologiques, c'est-à-dire qu'une telle pratique agit en sens inverse de l'effet qu'on se propose par les bains sodo-bromurés.

Nous serions forcé d'entrer dans de trop grands détails, si nous voulions ajouter encore à ce qui précède. Ce que nous venons de dire, soit sur les ressources de l'établissement, soit sur la manière de les mettre en œuvre, n'est sans doute qu'un sommaire, qu'un court aperçu. S'il n'était besoin que de quelques mots pour parler de l'établissement lui-même et pour mettre en garde contre quelques exagérations, il faudrait de longues pages pour traiter la question particulièrement médicale. Guérir, en effet, ne dépend pas toujours du médicament, mais de la manière de le donner; un médecin ne doit pas être seulement un homme nourri de science, mais un esprit fécond en ressources, qui a la pénétration, qui a le tact, qui possède surtout la connaissance des différences, et, pour cette raison, ne courbe pas tout sous le joug de la même règle. Voilà pourquoi il suffisait de poser quelques bases, de donner les indications principales qui nous semblaient les plus essentielles; nous ne devions pas aller plus loin.

CHAPITRE VII.

TOPOGRAPHIE ET GÉOLOGIE.

Comme il y a des incrédules en toutes choses, il y en a eu aussi pour les eaux minérales. Les promesses exagérées et même mensongères des prospectus ont servi cette incrédulité. Aussi n'y a-t-il pas longtemps qu'on disait ce que souvent on répète encore : « Les eaux mi-
» nérales, soutenait-on, ne sont bonnes que par l'in-
» fluence des lieux où l'on va les prendre. Vous allez
» prendre les eaux en Suisse, vous êtes au milieu des
» Alpes ; dans le midi de la France, vous êtes au pied
» des Pyrénées ; allez-vous en Allemagne, vous êtes sur
» les bords du Rhin ou aux bords des lacs de Saltz-
» bourg ou au pied des montagnes porphyriques de la
» Bohême. La nouveauté du spectacle, le mouvement
» qu'il fait aimer, et, avant tout, l'air excellent qu'on
» respire, voilà la cause principale des cures les plus
» remarquables ; les eaux, qui sont le prétexte des
» voyages, ne viennent qu'au second rang. » C'est une erreur évidemment que contiennent ces vaines paroles. Mais si l'erreur, comme on l'a dit bien souvent, est une exagération de la vérité, il pourrait y avoir quelque vérité dans ces paroles. Oui, la science a montré quelle était l'efficacité des eaux minérales et combien elle était puissante ; mais les voyages, mais les lieux et l'influence restauratrice de l'air des montagnes si différents de

l'atmosphère qui pèse sur les grandes villes, sont d'importants auxiliaires des effets produits par les eaux. Il n'est donc pas sans utilité de faire connaître Salins et la partie du Jura où cette ancienne ville est située.

Le Jura est le système de montagnes placé, pour ainsi dire, comme transition entre les coteaux vineux de la Bourgogne et les sommets élevés des Alpes. Il a quelque ressemblance avec les Pyrénées, car il ne présente pas la solennelle nudité des hautes montagnes de la Suisse. Le système tout entier se divise en gradins superposés de l'ouest, où commence le premier, jusqu'à l'est, où les derniers finissent, c'est-à-dire jusqu'au pied des montagnes qui les dominent et dont le soleil fait resplendir au loin les glaciers. Le premier gradin, qui n'est qu'un pli de terrain très élevé, ressemble de loin à une grande falaise couronnée par un large plateau. Des dépressions, des passages ouverts par les révolutions géologiques, coupent de distance en distance ces puissantes levées de terrain. C'est au fond d'un de ces grands déchirements appartenant au premier gradin, que Salins est placé. La gorge, dans laquelle cette ville est comme comprimée, présente certainement une des curiosités de la nature les plus intéressantes. Les maisons s'étayent les unes sur les autres, comme pour échapper à la pression formée par les parois d'un passage aussi étroit; plus libres enfin aux deux extrémités de la gorge, car elles y trouvent de l'espace et du soleil, elles prennent des dispositions moins pittoresques, mais plus régulières.

Cette gorge, dont le fond n'est qu'à 330 mètres au-dessus du niveau de la Méditerranée, exprime par ces chiffres la place qu'elle occupe dans le système du Jura; elle appartient au premier gradin. Les accidents de terrain qui la bornent de trois côtés sont de véritables montagnes. La gorge se dirigeant du nord au midi, en sens inverse du gradin qui suit une direction contraire, voici la situation de ces sommets bizarrement découpés, qui ferment l'horizon au-dessus de Salins.

Les deux montagnes, dont les faces opposées dominent la ville, s'élèvent à l'est et à l'ouest. L'une se nomme la montagne de Saint-André et l'autre celle de Belin ; elles portent chacune un fort de quelque importance, car le passage que ces citadelles protégent était autrefois considéré comme la porte des Bourgognes (*portæ Burgundiarum*) Ces mamelons, en partie cultivés, en partie formés de magnifiques assises de roches, mesurent à peu près 300 mètres, à partir du fond de la vallée. La plus grande de ces montagnes, le mont Poupet, qui domine l'extrémité septentrionale de la ville, mesure 458 mètres (1) Celle-ci est une véritable montagne à large base, couverte de belles cultures dans une partie de sa hauteur, se continuant par des bois de chênes et de hêtres, portant d'espace en espace de larges pelouses couvertes d'herbes et de fleurs et se terminant enfin par des roches bizarrement découpées qui prêtent à son sommet une conformation véritablement singulière. Une chose manquerait à ce bassin si étroit mais si pittoresque,

(1) La mesure des hauteurs est empruntée à un ouvrage intéressant qui a pour titre : *Recherches historiques sur la ville de Salins*, par M. Béchet. Besançon, 1828.

s'il n'avait pas d'eau, sans laquelle il est difficile de créer le mouvement dans le paysage. La gorge, qui n'a pas même de place suffisante pour les maisons, est traversée par une rivière roulant de pauvres eaux pendant les sécheresses, mais s'écoulant avec furie quand il a plu dans le haut pays. Elle porte d'ailleurs un nom aussi significatif que celui de la ville; elle se nomme la *Furieuse*, comme la ville se nomme Salins.

Le nom de la ville n'exprime pas seulement l'industrie qu'elle possède depuis si longtemps, il dit encore toute une histoire. L'histoire des salines est, en effet, celle de la ville elle-même. Toutes les guerres, toutes ses vicissitudes, tous les événements grands ou petits qui l'ont agitée, viennent de ces sources salées que les possesseurs du territoire tenaient à conserver, et qu'ils n'abandonnaient que contraints par la défaite. Romaine d'abord, cette terre a été successivement possédée et perdue par la Bourgogne, la France, l'Autriche, l'Espagne jusqu'au règne de Louis XIV, où elle a été reprise de nouveau, et les salines ont toujours tenu une place dans les causes de ces révolutions. Quand on reste quelque temps dans un pays et qu'on s'y trouve bien, on ne s'égare pas seulement dans de stériles contemplations, on cherche à le connaître dans son passé, dans les événements qui ont traversé son existence. Il est bon de savoir que cette ville si obscure, placée dans un coin reculé de la France et qui serait restée dans l'oubli, si elle n'eût été la proie d'un violent incendie, il y a plus d'un quart de siècle, il est bon de savoir qu'elle a une histoire qui mérite d'être connue.

La constitution du sol est bien faite aussi pour exciter la curiosité et pour encourager les recherches des savants. Le Jura est une des parties de la France qui présente le plus d'intérêt sous le rapport géologique. Il y a dans ce système de montagnes une telle variété de terrains, qu'elle doit satisfaire la curiosité du plus infatigable chercheur. Peut-être n'y a-t-il pas de couche qui n'ait été sondée, de roche qu'on n'ait étudiée, de fossiles animaux ou végétaux qui aient échappé à cette recherche avide et clairvoyante qui distingue le géologue. Et cependant il doit rester encore beaucoup à faire et beaucoup à trouver. Des travaux assez importants sur la matière ont été publiés. Je n'en citerai qu'un seul dont l'auteur est un homme du pays, très habile dans la science et qui a choisi l'Amérique pour le théâtre de ses investigations ; c'est le mémoire intitulé *Recherches géologiques sur le Jura salinois*, par M. Jules Marcou. Il y a de plus à Salins d'intéressantes collections fossiles et de roches ; elles peuvent servir à éclairer les recherches et à stimuler le zèle des esprits curieux des secrets de la nature. Nous n'avons pas à dresser ici une sorte de catalogue géologique du Jura et principalement du Jura salinois ; mais on nous saura gré certainement de donner un court aperçu de la constitution d'un sol intéressant à plus d'un titre.

Le fond de la vallée qu'occupe Salins a pu être étudié à l'aide des trous de sonde qu'on a pratiqués à travers les terrains pour augmenter l'abondance et le degré de saturation des sources. Cette formation fondamentale, qui s'appelle le keuper en langue géologique, présente sous Salins, pour nous exprimer comme M. Jules Marcou, le plus grand développement et offre les plus belles séries. C'est là que sont les couches salifères, couches d'une grande puissance, puisqu'elles fournissent, depuis des siècles, un si riche contingent à l'exploitation. Là, sont encore des chaux sulfatées qui forment pour la contrée une autre branche d'industrie. Des grès, des schistes ardoisiers, des calcaires bitumineux, complètent cette série remarquable. La seconde formation, qui succède immédiatement à celle qui lui sert de point d'appui, peut être étudiée sur les flancs des montagnes et au fond des carrières de gypse ; elle présente des roches pénétrées d'échantillons du règne animal et végétal, des marnes irisées ou des marnes ordinaires, condition qui enlève à cette formation la cohésion et la solidité. Des couches plus compactes constituent la troisième. Il y a bien, par le retour des marnes, des couches calcaires qui se décomposent facilement, sous l'influence des agents atmosphériques. L'une d'elles porte le nom caractéristique de roche pourrie et offre de loin l'aspect d'un château en ruines. Mais dans les hauteurs de Poupet, sous le fort Saint-André, sous celui de Belin, et enfin sur les rives mêmes de la *Furieuse*, on trouve d'imposantes masses de calcaire portlandien ou de calcaire analogue par sa consistance, qui semblent défier les injures du temps.

Cette composition du sol, cette disposition des couches est un élément essentiel de pittoresque. La formation moyenne s'étant décomposée en grande partie, ayant laissé s'échapper des couches de marne sous l'influence dissolvante des eaux, la formation supérieure s'est brisée au-dessus d'elle. De là des ravins profonds, des montagnes coupées en deux par une violence au-dessus de toute force connue; de là des écroulements profonds qui mêlent les couches entre elles et offrent au géologue des énigmes à deviner. Ces effets déjà si remarquables en eux-mêmes par les coupes, par les déchirements singuliers qui frappent la vue dans quelques points de la campagne, se complètent par les effets fournis par la couleur. Les marnes qui portent des teintes si variées, les gypses transparents ou éclatants de blancheur mis à nu par tous ces bouleversements, forment entre eux des oppositions qui ne contribuent pas peu à jeter sur le paysage un caractère qu'on retrouve rarement, même dans les lieux les plus accidentés. Nous venons de montrer cependant que cette campagne n'offre pas seulement un spectacle pour les yeux, elle offre aussi un aliment à l'attention, une ressource pour la pensée, un stimulant pour les recherches. C'est un avantage à côté de ces eaux minérales qui, loin d'exiger le repos et la retraite pour leur efficacité, réclament, au contraire, l'exercice sous toutes ses formes, la gymnastique et le mouvement pour le corps, l'activité pour l'esprit.

CHAPITRE VIII.

DE LA VÉGÉTATION ET DES PRODUITS AGRICOLES.

L'eau, qui est une condition essentielle de la beauté de la végétation, est très abondante dans le Jura. A cause de la constitution des terrains qui appartiennent à la seconde formation, elle s'écoule en masses et sous toutes les formes dans les campagnes du premier gradin. Personne mieux qu'un médecin du pays, le docteur Gaspard, n'a mieux exprimé cette opulence hydrographique; on nous permettra de le citer. Le département du Jura, écrit-il (1), « présente l'eau sous toutes les formes » et les livre à l'étude sous tous les rapports : sources à la » tête, au flanc, au pied des montagnes; sources connues » sous le nom de *Doyes*, au fond des vallées; sources en » plaine; sources à 195 mètres seulement au-dessus du » niveau de la mer; sources à plus de 1,100 mètres; » sources alimentant des lacs nombreux dans les hautes » régions; sources invariables sur des pics isolés; » sources qui surgissent du fond même des rivières; » sources qui jaillissent des grottes; sources qui tombent » en cascades; sources bouillonnantes; sources continues, » sources intermittentes, sources dont l'eau s'engouffre » dans des abîmes, après un trajet plus ou moins long,

(1) HYDROGÉOLOGIE, *Mémoire sur les sources et les puits de la plaine* (*Annuaire du Jura pour* 1850).

» pour ne pas reparaître, ou dont l'eau se perd dans les » graviers pour former un nouveau ruisseau à une certaine » distance; sources qui n'apparaissent qu'aux saisons » pluvieuses et qui tarissent dans les sécheresses; sources » pérennes qui conservent leur limpidité ou qui taris- » sent après la pluie; etc., etc. » Cette énumération n'exagère rien; on comprend qu'un système comme le Jura, déjà puissant par lui-même et adossé à celui des Alpes, doive fournir d'aussi grandes masses d'eau.

Dans tous les pays de montagnes, il y a beaucoup de variété dans les cultures et dans la végétation, à cause de la différence des hauteurs. Ces variétés, ces différences forment quelquefois des oppositions assez vigoureuses. La plaine a ses caractères, la montagne a les siens; à quelques lieues de distance, et même à des distances plus courtes, on se croit transporté dans un autre pays. C'est ce qui s'observe dans le Jura et surtout dans les environs de Salins.

La montagne est la région des prairies et des forêts. Il y a là des pâturages aromatisés par les fleurs des grandes espèces, la grande gentiane par exemple, des sapinières peuplées de beaux sujets et qui couvrent de grands espaces de terrain. Le paysage est triste, comme tous ceux des hautes régions, mais il a de la grandeur dans sa mâle uniformité. On trouve quelques forêts de sapins dans le centre de la France; il faut aller au pied des Pyrénées ou dans les Alpes pour voir les plus belles; on passe même le Rhin, pour aller admirer celles de l'Allemagne. Le Jura, qui n'a pas les âpres sommets des grandes chaînes, a de belles forêts qui ne le cèdent en rien à celles des autres parties du continent

Les feuillages perdent leur teinte noire et uniforme dans la basse montagne; c'est là que commence la variété des produits agricoles. On n'ignore pas que des changements se manifestent dans l'état de la végétation, lorsque les conditions du climat changent. Il y a des zones inabordables pour certaines espèces végétales; descendez moins de 100 mètres plus bas et vous y verrez ce que vous n'auriez pu trouver plus haut. La haute montagne, cette région peu habitée et où le climat est rigoureux pendant les deux tiers de l'année, n'admet que le sapin dans ses forêts, et dans les parties livrées à la culture, que quelques espèces alimentaires qui arrivent difficilement à maturité. Mieux favorisée par les saisons, la basse montagne admet plus d'habitants, comme elle admet plus d'espèces végétales. Le hêtre, le chêne, et des arbres d'essence variée, remplacent le sapin, devenu plus rare. Les graines alimentaires présentent quelque apparence de prospérité. On a quitté la région monotone, sombre, et presque sauvage ; on aborde enfin la zone où le paysage est plus vivant et annonce le voisinage de la basse plaine.

C'est à cette dernière région qu'appartient Salins. Lorsqu'on sort de ses murs, en se dirigeant vers le nord il n'y a plus à descendre; on se trouve presque de niveau avec le sol du pays bourguignon. La campagne salinoise est pleine d'animation; il y règne la plus grande variété dans les produits agricoles; tout y fleurit, les fruits y prospèrent, les vignes y mûrissent. Il n'y a que quelques grands rochers qui, au sommet de Belin ou de

Saint-André, ou sur les pentes abruptes des montagnes, soient perdus pour la culture. Mais, à l'exception des masses compactes de calcaire portlandien ou tout autre aussi réfractaire, le temps fait sourdement son œuvre; il dissout, il décompose, et la terre végétale et cultivée remplace peu à peu le quartier de roche qui résistait aux efforts du travail humain. Cependant, quelque avide qu'il paraisse, le calcaire le plus compacte ne garde pas sa nudité pendant la belle saison. Il n'y a pas de fissure, de dépression, qui n'ait sa tache de mousse, son herbe fleurie, sa pousse d'arbuste ou d'arbre, aussi vigoureuse que dans le meilleur terrain. Quand l'eau d'une source ou d'une cascade arrose ces surfaces, si stériles dans les lieux moins favorisés, la végétation s'y montre plus exubérante encore, rien ne fait défaut dans cette campagne, et particulièrement dans le bassin salinois, ni le pittoresque, ni la richesse, ni la grâce.

Ce n'est pas sans but que nous avons essayé de décrire en quelques mots cette partie du Jura. Nous avons voulu montrer que si ses aspects ont de la variété, de la grandeur, de la beauté, elle est principalement féconde en sujets d'étude. Pour le géologue, il y a cette série de terrains plus intéressants dans ce pays que dans les autres parties de la France; pour le botaniste, il y a une riche moisson à faire dans cette flore si riche qui comprend la plaine et les différentes régions de la montagne. On sait que le premier peut trouver à Salins des collections qui l'initient à la géologie de la contrée, le second pour y fouiller de précieux herbiers qui renferment les plus beaux échantillons de la flore jurassienne.

Nous encourageons le travail ou tout au moins l'occupation de l'esprit, pour conjurer le plus dangereux ennemi des malades. Cet ennemi qu'il faut chasser, c'est l'ennui! L'ennui décourage et ébranle la confiance, l'ennui déprime les forces et fait obstacle à leur rétablissement. Il nuit à l'efficacité d'un traitement réparateur, ou ne permet que des guérisons imparfaites. Il faut donc lutter contre lui jusqu'à ce qu'on l'ait vaincu, soit en s'encourageant aux courses, aux excursions par la part d'activité qu'on donne à l'esprit pendant ces promenades salutaires, soit en agissant encore par l'intelligence, lorsque à la fatigue il faut faire succéder le repos.

Dans les visites que nous avons faites aux principales eaux minérales du centre de l'Allemagne, nous avons toujours été frappé du soin qu'on prend d'entretenir la curiosité des malades, de les solliciter aux promenades prolongées. Les chemins sont comme des allées de jardin. Ils sont pratiqués de manière à épargner la fatigue même à celui qui marche difficilement. On marche toujours en pente douce; et de plateau en plateau, on parvient à des sommets qu'on n'aurait pas cru pouvoir atteindre. La sollicitude est poussée si loin, pour épargner tout effort au promeneur, qu'il est averti au passage lorsqu'il y a quelque chose à admirer ou à voir. Que de fois ai-je lu sur mon chemin *Schone aussicht*, belle vue, mots écrits au-dessus d'un banc hospitalier d'où l'on pouvait se confier à loisir aux promesses toujours vraies du programme! Je me figure que des chemins tracés avec ce soin et cette intelligence, sur les flancs de Poupet, à travers les masses de rochers, les cultures et les bois, réaliseraient une de ces créations qui, en Allemagne, abaissent les montagnes, car elles en facilitent l'ascension aux faibles comme aux forts. Cette provocation à l'exercice, au mouvement, est utile dans les établissements d'hydrologie de toute sorte, à plus forte raison remplit-elle un but important, lorsqu'il s'agit de cette catégorie de malades, dont il faut réveiller l'organisme, développer les forces par tous les moyens dont l'art médical peut disposer.

Nous laissons à d'autres le soin de dresser la géographie pittoresque du pays, de dire où est la cascade qu'il faut voir, le château, la ruine historique qu'il faut visiter, les bois ou les campagnes qu'il faut parcourir. Il nous suffit d'avoir montré que l'agréable a son côté utile et peut produire une influence médicale qu'il importe de ne pas négliger. Notre tâche sera terminée quand nous aurons tracé une esquisse des conditions du climat.

CHAPITRE IX.

NOTIONS GÉNÉRALES SUR LE CLIMAT.

Le climat d'un pays est toujours une chose utile à connaître, pour ne pas ignorer comment on doit s'y comporter, dans les précautions qu'il faut prendre ou les négligences qu'on peut se permettre dans le cours de chaque saison. A plus forte raison, faut-il le savoir quand on est malade et qu'on habite un lieu pour le soin de sa santé. Dans les pays d'eaux minérales, le climat peut agir comme auxiliaire de la médication, comme son influence peut s'exercer en sens opposé. Il n'est donc pas indifférent, il est même absolument indispensable de ne pas en ignorer les conditions essentielles. Cette connaissance, même incomplète, peut servir à se préserver d'une complication nuisible au succès du traitement, ou à faire contribuer le climat à ce succès lui-même. Ce travail aurait une lacune si nous ne traitions pas une aussi importante question.

La topographie de Salins est facile à comprendre. Les montagnes sont proches et le bassin est étroit; il n'y a rien de bien compliqué dans la manière dont les diverses influences s'exercent. La ville est ouverte du sud au sud-ouest d'une part, au nord et au nord-ouest de l'autre. Dans la première direction, se trouvent les gradins supérieurs du Jura, et, dans l'éloignement, les sommets de la Suisse. Dans la seconde, C'est la Franche-Comté, la Bourgogne, c'est-à-dire la région de la plaine. Resserrée sur ses deux flancs, la ville est dominée sur ses côtés oriental et occidental, par les montagnes Saint-André et Belin. Poupet forme la continuation de Belin, vers la direction du nord; mais ni cette montagne, ni les deux autres n'opposent un obstacle suffisant aux influences qu'elles pourraient surmonter. Elles affaiblissent quelques effets, elles sont inefficaces pour les neutraliser complétement. Cela vient, d'une part de la hauteur des gradins supérieurs et du voisinage des Alpes, d'où les vents descendent dans le bas pays, de l'autre, des étroits passages qui s'ouvrent dans l'intervalle des montagnes et qui facilitent l'entrée des vents antagonistes, dans le bassin salinois. On peut donc dire que cette ville, malgré ses apparences, n'est pas très abritée. Toutefois, il n'y a que deux sortes d'influences qui dominent dans l'atmosphère, les autres appartiennent au second rang et ne jouent qu'un rôle accessoire dans l'anémographie.

C'est d'abord le sud et le sud-ouest qui passent en partie sur les montagnes du Jura, avant d'arriver sur la ville. Ils ne sont ni aussi chauds, ni aussi pluvieux que dans la plupart des régions de la France; cet avantage mérite considération. Ils portent, sur tout le sud-ouest, les nuages et même la pluie sur le territoire Lorsqu'ils règnent pendant quelques jours ou même moins suivant les saisons, sans qu'un vent antagoniste vienne combattre ou neutraliser leur influence, les montagnes se chargent de vapeurs, Poupet se couvre de son bonnet de nuages et la pluie ne tarde pas à tomber (1). Le bonnet qui couvre le faîte de Poupet est un signe qui trompe rarement l'observateur. Si un vent purificateur ne vient pas balayer cette atmosphère embarrassée, il faut absolument que la solution s'opère par la pluie.

Le vent purificateur, c'est le vent du nord, la bise; le vent du nord-ouest, son collatéral, souffle en général avec plus de fréquence et il fait les beaux jours en été comme les froids vifs et secs en hiver. C'est par la gorge étroite qui conduit de Besançon ou de Dôle à Salins, que ces vents arrivent impétueusement sur la ville. Cette force

(1) Le bonnet du Poupet est une locution familière du pays.

d'impulsion est si grande, qu'elle leur donne quelquefois le caractère de l'ouragan. Ils ressemblent alors, par la violence de leurs effets, au mistral du golfe de Gênes ou à la Bora du fond de l'Adriatique. C'est sous l'influence d'un de ces vents septentrionaux que l'incendie de Salins s'alluma et qu'il eût détruit certainement la cité tout entière, si un vent antagoniste et sauveur n'eût mis fin au désastre.

Le vent caractéristique du pays, c'est un vent d'est (le nord-est) qui franchit les Alpes avant de descendre les pentes du Jura. Il est si bien le vent de la contrée qu'il en porte le nom ; on le nomme le *Juran* dans le bas pays comme dans la montagne. Sa violence est grande dans les hauteurs, elle l'est moins dans la région du premier gradin. Il souffle avec une certaine régularité, il commence les journées et il en annonce la fin. Il est froid, glacial même en hiver. Il faut le craindre pendant cette saison et il n'est pas moins redoutable pendant la durée du printemps et au déclin de l'automne. Lorsque l'été est bien établi, que les neiges du Jura et des Alpes ont en grande partie disparu, il est au contraire très agréable, très bienfaisant, par la fraîcheur qu'il répand dans l'atmosphère, par les brises vives qu'il fait circuler sur Salins.

Ainsi l'hiver est long, froid et humide. L'été serait trop chaud, s'il n'était tempéré par les vents réguliers de la montagne, les pluies soudaines, les transitions plus ou moins vives qui doivent caractériser un pays situé non loin des Alpes et faisant partie lui-même du Jura.

On comprend que l'hiver soit long. Aucune montagne de la partie française du Jura n'atteint 1,800 mètres (1); mais les pics de la Suisse, mais les glaciers permanents sont à quelques lieues, et leur influence doit se faire sentir dans toutes les saisons. Les Alpes seraient-elles plus éloignées, que le Jura lui-même présenterait une autre cause de refroidissement. On sait que les parties supérieures de ce système portent des forêts importantes (2) et sont couvertes, pour le reste de l'étendue, de terrains de bruyère et de prairies. Or, les prairies et les terrains de bruyère abaissent considérablement la température, par le rayonnement nocturne (3). Les forêts et surtout les sapinières n'empêchent pas seulement le soleil de pénétrer jusqu'au sol, elles présentent aussi une immense surface à ce rayonnement déjà si considérable pour les terrains de pâturages. De là, l'entretien d'une basse température dans les couches d'air de la montagne, même sans l'intervention de l'influence réfrigérante des glaciers voisins. Il s'ensuit que l'hiver est long et qu'il empiète sur l'été. La saison froide commence, en effet, au milieu de septembre, sur la haute montagne; la neige ne tarde pas à y tomber, à s'y accumuler, de manière à rendre impraticables les chemins

(1) La plus grande hauteur des montagnes est celle de la Dôle, qui mesure 1800 mètres, *Statistique du Jura*, par M. Piot.

(2) La superficie forestière du département du Jura est de 144,065 hectares (Piot, *ouvr. cité*).

(3) Il a été constaté par M. Daniell que le rayonnement nocturne dans les prairies et les bruyères, peut abaisser la température pendant dix mois jusqu'à zéro.

qui font communiquer la France à la Suisse. L'hiver ne débute qu'un mois après dans le bas pays, c'est-à-dire en octobre. Quant à la belle saison, elle n'est jamais franche au mois de mai; on ne peut compter sur la durée des beaux jours qu'à partir du mois de juin.

Il y a connexion dans tous les cas entre les climats supérieurs et l'inférieur. Lorsqu'un grand abaissement thermométrique se produit dans le haut pays, il se produit aussi dans la région des premiers gradins, mais dans une autre mesure. Si le thermomètre marque en haut –10, –15 degrés, ce qui arrive fréquemment et est comme l'ordinaire des températures maxima, il faut prendre la moitié, et plus encore, en faveur de la température de Salins et de son territoire. Il en est de même pour la durée du froid et jusqu'à un certain point pour sa forme. Aux proportions près, le bas Jura se comporte comme le Jura supérieur. Les hivers prolongés, dans cette zone, emportent leur prolongation dans l'autre. La première a-t-elle beaucoup de neige, l'autre en reçoit une certaine quantité. Celle-là n'a-t-elle que de la pluie, il est rare que celle-ci n'en ait pas sa part, mais toujours dans une mesure différente (1). Enfin les mêmes connexions existent pour le temps de la belle saison, la seule qui doive intéresser les malades. Le bon air, la fraîcheur vient, on le sait, de la montagne. Sans le *Juran*, Salins serait dans une atmosphère trop échauffée, à cause de la disposition de son bassin.

(1) La haute montagne a pour moyenne de pluie 1 mètre 137 millimètres; Salins compte 900 millimètres (*Annuaire et statistique du Jura*.)

On n'a pas oublié cette disposition si pittoresque, mais qui, pendant les chaleurs, a ses inconvénients. Le voisinage des montagnes, la profondeur de la vallée lui donnent cette forme concave, si propre à la concentration du calorique. Les parois sont cultivées jusqu'à une certaine hauteur, mais le reste est à peu près nu. L'affleurement du rocher et une funeste habitude du pays qui consiste à brûler les hautes herbes sont les causes d'un état du sol qui favorise le rayonnement, et par suite l'élévation de la température. On a commencé des plantations sur une pente ; qu'on les continue, qu'on cultive tout ce qui est cultivable, et les grandes chaleurs se modéreront. Cette disposition du bassin a un autre inconvénient. Les montagnes situées à l'est et à l'ouest raccourcissent en quelque sorte la durée du jour solaire ; le soleil paraît tard à l'horizon et disparaît vite. Le Juran soufflant le matin et le soir, il en résulte que les matinées et les soirées sont très fraîches, comme le marque le thermomètre, dont les écarts sont considérables entre la température du milieu du jour et celle du commencement et du déclin. Nous n'avons pas eu le temps de faire des observations comparatives qu'un autre relèvera, nous l'espérons. Il n'y a de connu que les maxima de chaleur qui parviennent fréquemment jusqu'à 35 degrés centigrades, et la moyenne annuelle qui est de 14 à 15 degrés.

Le voisinage des montagnes favorise les orages, les pluies soudaines et une certaine versatilité dans l'état de l'atmosphère. Mais généralement il règne de longues séries de beaux jours qui permettent des excursions dans la montagne et jusqu'au cœur de la Suisse.

Nous n'avons plus besoin que de quelques mots pour dire les précautions qu'il faut prendre contre les influences trop vives du climat et les limites qui comprennent le temps favorable à la saison des eaux. Les précautions consistent à ne pas s'exposer sans défense à l'air du matin comme à l'air du soir. Soit qu'on ne fasse qu'une courte excursion, soit qu'on s'engage dans la campagne, il ne faut jamais être trop légèrement vêtu. L'ombre des grands bois, des bois de sapins surtout, est très froide; une transpiration supprimée est partout, comme on sait, un événement fâcheux et parfois un danger. Le milieu du jour demande le repos, la tranquillité, mais non pas la tranquillité qui s'ennuie; c'est la pire des influences, et il faut l'éviter à tout prix. Les heures pour les bains conviennent mieux du reste dans le cours de la journée que de trop bonne heure ou trop tard. C'est différent pour le traitement interne, il faut le faire dès le matin. Les limites de l'époque qui forme la saison des eaux sont marquées par ce qui a été déjà dit sur le caractère et les conditions du climat. Le commencement de juin ouvre la belle saison qui finit généralement vers la fin de septembre; les beaux jours peuvent se prolonger encore, mais on est à la veille de ces transitions brusques qui remplacent une chaleur tempérée par un froid vif et pénétrant. En résumé, le climat du Jura est très comparable à celui des montagnes où se trouvent les principaux établissements d'eaux minérales. Dans les Pyrénées, en Piémont, dans l'Apennin, au pied des chaînes primitives de la Bohême, dans le *Salt-Kem-*

mergut, du *Saltzbourg* (1), aux eaux aristocratiques d'*Ischl*, on ne constate pas des influences absolument identiques, mais on voit les mêmes effets. Tous ces climats sont ce qu'on appelle des climats excessifs, hivers froids et prolongés, étés chauds et courts. En comparant, Salins mériterait presque la préférence. Ce ne sont pas, nous l'avons assez dit, les influences molles, égales, modérées qui conviennent aux lymphatiques et aux scrofuleux, ce sont des influences tout opposées, celles qui ont la vertu de ranimer la vitalité en retrempant l'énergie des organes.

Il resterait à traiter la question de salubrité, il suffira de quelques mots. Il y a bien, à quelques lieues, les étangs de la Bresse, quelques marécages entretenus par les inondations répétées des rivières. Mais la fièvre intermittente ne pénètre pas jusque dans les campagnes du Jura. Il y souffle un vent purificateur, un vent hygiénique par excellence, le *Juran*, qui entretient la salubrité sur ce sol et le défend contre les influences morbigènes.

Le mémoire de M. Carrière, que nous venons de reproduire en entier, fut présenté à l'Académie de médecine, à la même époque à peu près qu'un travail analogue de M. le docteur Germain, de Salins. M. Jolly, chargé

(1) *Saltzhammergut* veut dire bonne chambre du sel; le *Saltzbourg* est un pays abondant en sel gemme.

par ce corps savant de lui faire un rapport sur ces deux mémoires, lui en rendit bientôt compte. Le résultat de son travail fut un rapport dont nous publions ici le préambule et toute la partie qui concerne l'œuvre de M. Carrière : il en est le complément nécessaire.

I. *Recherches sur les propriétés thérapeutiques des sources minérales salines et principalement des eaux mères de la saline de Salins*, par M. le docteur GERMAIN, de Salins.

II. *Études sur les propriétés médicales des eaux salées et des eaux mères de Salins, suivies d'un aperçu sur le sol et le climat de la contrée*, par M. le docteur CARRIÈRE. (*Commissaires :* MM. Chevallier, Dubois, Gaultier de Claubry, Patissier, Caventou et Jolly, *rapporteur.*)

« Malgré l'heureuse application que la médecine reçoit chaque jour de l'emploi thérapeutique des eaux mères, ainsi que de l'usage spécial des iodures et des bromures alcalins, qui en constituent deux éléments essentiellement actifs ; malgré l'exemple d'établissements nombreux et florissants qui se sont élevés au delà du Rhin, et dans plusieurs contrées de l'Allemagne, pour s'assurer les avantages de cette nouvelle médication, il n'existe encore aucun établissement de ce genre en France. Et, toutefois, indépendamment de nos marais salants déjà si justement signalés sous ce rapport à l'intérêt de la médecine et de l'administration, la France renferme des sources salines ou des courants d'eau souterrains qui traversent des bancs salifères, des mines de sel, capables d'offrir à l'hygiène et à la thérapeutique cette précieuse ressource.

» On sait, en effet, que toute la bande occidentale du Jura est constituée géologiquement par des terrains où les marnes salifères dominent, et où s'opèrent en même temps l'extraction du sel gemme et la fabrication de plusieurs produits chimiques.

» Il y avait donc, à côté de cette mine d'exploitation industrielle, une source d'éléments pharmacologiques à utiliser au profit de la médecine ; et bien que l'expérience eût déjà signalé à quelques praticiens du pays tous les avantages qu'elle pourrait en espérer, c'est à peine si elle avait pu en faire l'application au delà de cette localité.

» Avertie néanmoins d'un pareil fait, qui pouvait lui permettre de doter le pays d'un nouvel établissement utile, l'administration des salines de l'Est crut devoir invoquer d'abord les lumières de la chimie moderne pour s'éclairer sur la composition intime des eaux salées et de leurs résidus d'évaporation, sur la nature, la richesse et la puissance d'action de leurs principes minéralisateurs. Tel a été l'objet d'un premier travail d'analyse fait par M. Desfosses, habile pharmacien de Besançon, à qui la science doit la découverte de la *solanine*, travail d'où résulte surtout que les eaux des huit principales sources de Salins offrent entre elles et les eaux de la mer une analogie de composition remarquable, et n'en diffèrent que dans le chiffre bien plus élevé de leurs autres éléments de minéralisation, dans celui du bromure de potassium, en particulier. Ajoutons toutefois que, d'après la même analyse, une seule des huit sources se rapproche de l'eau de mer, et par son degré de densité, qui n'atteint pas 4 degrés de l'aréomètre, et par son degré de saturation saline, qui donne à peine 25 grammes de chlorure de sodium par 1000 grammes d'eau salée. Comparée d'ailleurs à l'eau de la mer sous le rapport de son usage intérieur, l'eau de cette source lui est infiniment préférable, soit comme purgative, soit comme altérante. Elle est limpide, inodore, et d'une saveur franchement salée; elle contient du gaz acide carbonique en petite proportion, et se maintient presque invariablement à la température de 10 degrés au-dessus de zéro. Quant aux autres sources, elles ne pourraient, en dehors de leur usage dans la fabrication du sel et comme agent pharmacologique, servir qu'à la composition des bains, en raison même de leur excès de saturation saline.

» Les eaux mères ou résidus de l'évaporation saline méritaient surtout, comme agent thérapeutique, toute l'attention des savants appelés à en déterminer la composition chimique. Une première analyse faite par M. Desfosses, et répétée ensuite par MM. Fabre, Pelouze et Dumas, y retrouva les mêmes principes de minéralisation que dans les eaux salées, mais dans des proportions beaucoup plus élevées que celles qui ont été signalées pour plusieurs de ces principes dans les eaux de la mer; c'est ainsi que, indépendamment du chlorure de sodium, qui y domine pour un chiffre bien supérieur à celui des eaux de la mer, le bromure de potassium, qui, en l'absence des iodures alcalins, en constitue le principe le plus actif, figure au tableau d'analyse de MM. Pelouze et Dumas, pour plus de 2 millièmes de leur poids. Or, s'il est vrai que les bromures alcalins ont une action analogue et bien supérieure pour leur action thérapeutique à celle des iodures alcalins ; s'il est vrai que certaines eaux célèbres de la France, de la Suisse et de l'Allemagne, ne doivent leur efficacité qu'aux bromures et aux iodures qu'elles contiennent, et que le succès des eaux de Bade, de Hombourg, de Wiesbaden, n'est dû qu'au mélange qu'elles subissent avec les eaux mères des salines de Nauheim et de Kreusnack ; s'il est vrai enfin qu'il existe la plus grande analogie de composition et d'action thérapeutique entre les eaux minérales d'Allemagne, et celles que l'on peut obtenir de l'exploitation des mines de Salins, on comprendra facilement tout le parti qu'il était possible de tirer de leurs produits pharmacologiques, dans l'intérêt de la médecine aussi bien que dans l'intérêt matériel de l'administration et des habitants du pays.

« L'Académie se fera d'ailleurs une idée assez exacte de la puissance d'action des bains de Salins d'après le travail déjà cité de MM. Fabre, Pelouze et Dumas, qui ont démontré qu'un titre de résidu salin contenant 2 grammes 70 centigrammes de bromure de potassium, chaque bain doit en tenir en dissolution la quantité de 67 grammes 50 centigrammes dans l'évaluation moyenne de 25 litres de résidu de salin par bain. Il y a donc là une médication toute nouvelle à expérimenter, à opposer comme succédanée à celle des iodures alcalins ; médication qui, comme on le sait, a déjà pour elle l'expérimentation de savants et de praticiens distingués, notamment de

MM. Magendie, Bouchardat, Stuart Cooper, Pourchet, (de Salins), Druhen (de Besançon), Aimé Robert, de Wildegg, etc.

» Il résulte aussi des documents relatés dans les deux mémoires dont nous avions à vous rendre compte, que la quantité d'eaux mères produite par la fabrication du sel des mines de Salins, peut s'élever journellement de 21 à 24 hectolitres ; et comme le terme moyen de minéralisation de chaque bain est, ainsi que nous l'avons dit, de 25 litres d'eaux mères ou résidu d'évaporation, il serait facile d'en fournir 100 par jour. Au besoin même, il ne serait pas difficile de tripler ce nombre, soit en utilisant les produits de fabrication mis en réserve pendant la saison d'hiver, soit en faisant arriver dans l'établissement principal à l'aide de tuyaux de fonte les eaux mères de la saline de l'Arc, qui n'est située qu'à peu de distance du centre d'exploitation.

» Tous ces faits d'analyse chimique, toutes les analogies de composition et d'action pharmacologique, tous ces rapprochements théoriques et pratiques déjà appuyés du témoignage de l'expérience, ne pouvaient passer inaperçus dans l'esprit d'une administration intelligente et éclairée ; d'une administration qui aime à saisir toutes les occasions de donner des gages de sa sollicitude aux intérêts de la science et du pays. Mais avant de poursuivre et d'accomplir les plans d'exécution d'un établissement de bain, elle tenait à demander à la médecine un dernier ordre de faits; des faits d'application pratique et d'expérimentation clinique, des faits capables de justifier toutes les prévisions de la science, toutes les espérances de l'hygiène et de la thérapeutique à l'égard de l'établissement précité.

A la suite de ce préambule, M. Jolly examine d'abord et rend un compte détaillé du travail de M. Germain. Ce dernier, ayant été modifié considérablement, augmenté et imprimé depuis ce rapport, nous n'avons pas à nous en occuper ici. Nous nous bornerons à reproduire la partie du rapport qui concerne l'œuvre de M. Carrière.

« Le mémoire de M. Carrière dont nous avons aussi à vous rendre compte, ne méritait pas moins d'attention de la part de la commission par l'importance du sujet et par la nouveauté des faits qu'il contient, et peut-être devons-nous lui reconnaître d'abord un premier mérite, celui de pouvoir offrir, dans un assez petit nombre de pages, le résumé fidèle et complet de tous les faits qui peuvent intéresser la science et la pratique dans la question qui en est le sujet.

» Appelé spécialement et pour ainsi dire officiellement par l'administration des mines de l'Est, à lui faire connaître la valeur hygiénique et thérapeutique des eaux sodo-bromurées de Salins, à proposer et à préparer le plan de travaux à exécuter pour l'établissement de bains projeté, M. Carrière a compris tout ce que lui imposait son importante mission et s'est résolûment installé sur les lieux, pendant plusieurs mois, pour l'accomplir.

» Non-seulement il a pu explorer les lieux jusque dans

leurs moindres détails et s'enquérir de tous les documents dont il lui a été permis de s'éclairer; non-seulement il a su mettre à profit tous les travaux de ceux qui l'avaient précédé dans la même voie de recherches, les juger, les apprécier, les soumettre à l'épreuve du contrôle et de l'expérience, mais il a pu y ajouter de nouveaux faits, y répandre de nouvelles lumières et donner ainsi un nouvel intérêt à toutes les questions qui se rattachaient à l'objet de sa mission. Ajouterons-nous que si M. Carrière n'a omis aucun fait, aucun détail qui puisse intéresser la science et l'administration, il a su rendre plus facile, en ce qui le concerne, la tâche du rapporteur, par l'exposition méthodique et la parfaite coordination de tous les éléments de son travail, aussi bien que par l'esprit de discussion qu'il a su apporter dans toutes les questions, dans tous les faits qu'il avait à apprécier.

» Toutes les matières de son travail se rangent sous les deux principaux chefs : Études médicales des eaux de Salins, aperçu du sol et du climat de la contrée ; toutes se renferment dans autant de chapitres distincts, qui ont pour objet :

» La nature et la composition des eaux salées et des eaux mères de Salins ;

» Les eaux salées et les eaux mères de Salins comparées à l'eau de la mer;

» Les eaux mères de Salins comparées aux eaux mères de la France et de l'Allemagne;

» Le mode d'action physiologique des eaux salées et des eaux mères ;

» Leurs effets thérapeutiques et le mode d'administration des eaux et des résidus de Salins.

» Nous craindrions de revenir sur quelques faits déjà énoncés dans le travail précédent, et de fatiguer ainsi inutilement l'attention de l'Académie, en suivant M. Carrière dans tous les détails auxquels il se livre sur chacune de ces questions en particulier. Mais ce qui distingue plus particulièrement son travail, à côté de celui de M. Germain, c'est la rigoureuse précision qu'il a su apporter dans l'étude comparative des eaux salées et des eaux mères de Salins comparées à l'eau de la mer, ainsi qu'aux eaux mères de la France et de l'Allemagne; ce sont les déductions pratiques qu'il fait sortir de cette appréciation comparative; c'est la juste part de succès qui revient à chacune d'elles dans le traitement des nombreuses affections auxquelles elles ont été supposées. Ce que M. Germain avait fait pour l'étude comparative des eaux de sources de Salins, M. Carrière l'a fait en outre pour ces dernières comparées aux eaux de la mer, aux eaux de Balaruc, de Béarn, de Kreusnach, de Fassendorf, et toujours pour en tirer des résultats et des avantages d'application au profit de la médication sodo-bromurée de Salins.

» M. Carrière nous a paru attacher une importance toute particulière à l'usage simultané des eaux salées prises à l'intérieur et des eaux mères administrées en bains ou autrement. Il pense que ce double mode d'administration est nécessaire pour compléter la médication et pour en assurer le succès; il conseille pourtant, dans certains cas, de faire alterner les deux modes d'administration, au lieu de les employer simultanément.

» Quant aux cas pathologiques, contre lesquels M. Carrière conseille plus spécialement la médication sodo-bromurée, il place en première ligne le *lymphatisme* comme source commune de toutes les formes d'affections scrofuleuses qui en dérivent et contre lesquelles on chercherait en vain, dit-il, une médication aussi puissante et aussi efficace. En cela il y a, comme on le voit, parfaite concordance d'opinion entre les deux auteurs, et nous n'avons pas besoin d'ajouter que les faits thérapeutiques ne pouvaient manquer de venir à l'appui de leur commune opinion dans un pays où l'expérience ne s'acquiert que trop facilement sur de telles affections. C'est là, en effet, dans cette région où les terrains magnésiens abondent, où l'iode disparaît pour ainsi dire des localités, ou du moins ne se trouve plus combiné aux éléments matériels de la vie que dans de faibles proportions, c'est là, dis-je, que la médication sodo-bromurée comme succédanée de l'iode et de ses composés, pouvait être à la fois nécessaire et salutaire. Et c'est ainsi, en effet, d'après M. Carrière, que le succès des eaux de Salins est devenu presque populaire dans cette contrée, comme si, là aussi, la Providence eût placé à dessein le remède à côté du mal. Le goître, le crétinisme, le rachitisme, les engorgements ganglionnaires, les affections tuberculeuses, toutes les formes de diathèse scrofuleuse figurent nécessairement au premier chef dans l'heureuse application du traitement. La chloro-anémie, les asthénies nerveuses, qui n'en sont que la cause la plus fréquente, les rhumatismes chroniques, les syphilides, telles sont encore les affections contre lesquelles M. Carrière préconise plus spécialement la médication sodo-bromurée de Salins, à laquelle il donne aussi toutes ses préférences sur celle des bains de mer. Que si nous lui opposions en faveur de celle-ci la puissante influence de l'air maritime, de l'habitation de la plage, de l'action vive et bienfaisante de l'insolation locale, de l'exercice de la natation ou de l'action non moins salutaire de la douche de la lame, toutes circonstances qui peuvent coopérer si puissamment aux effets pharmacologiques et hygiéniques de la médication saline, M. Carrière, sans en nier tous les bienfaits, nous répond que toutes ces diverses influences sont victorieusement balancées, non-seulement par le fait de la médication sodo-bromurée, mais aussi par l'avantage de varier à volonté sa puissance d'action, suivant les indications pathologiques ou les conditions individuelles, de la graduer, de l'abréger ou de la prolonger à son gré, de l'adapter, pour ainsi dire, aux individualités morbides plus facilement et plus sûrement que par l'usage des bains de mer, qui sont nécessairement identiques, invariables. C'est encore sous ce point de vue que nous avons dû trouver d'accord MM. Germain et Carrière ; mais il s'en faut bien que ces deux auteurs partagent la même opinion relativement aux cas d'application des bains de Salins. Non-seulement M. Carrière en a déterminé l'usage dans des limites plus restreintes que ne l'avait fait son prédécesseur, mais il en a signalé quelques inconvénients et en a combattu quelques abus ; et en cela, nous croyons qu'il a mieux compris les intérêts de la science, mieux servi la cause de l'administration. M. Carrière a surtout élevé des doutes sur l'efficacité des bains de Salins contre les affections papuleuses de la peau, contre le prurigo en particulier, qu'il a vu se transformer en eczéma aigu, sur l'influence de ce traitement contre l'ecthyma qu'il a vu prendre la forme suraiguë après quelques jours du même traitement. Bien qu'il conseille l'usage intérieur de l'eau salée dans le cas de tuberculisation pulmonaire, il repousse de la manière la plus absolue l'usage des bains de Salins dans la même affection.

» Du reste, malgré tout le temps qu'il a dû consacrer à étudier la question thérapeutique des eaux de Salins, M. Carrière n'a pu réunir un aussi grand nombre de faits cliniques que M. Germain ; mais on voit pourtant qu'il ne s'est pas borné à l'examen et à l'appréciation de ceux que pouvait lui offrir la pratique des médecins de la ville et des hôpitaux de Salins, qu'il y a ajouté un certain nombre de faits qui lui sont propres, et s'il faut regretter qu'ils ne soient plus nombreux, ils n'en confirment pas moins l'efficacité de la médication sodo-bromurée, appliquée dans toutes les conditions voulues d'opportunité, comme ils témoignent surtout du caractère indépendant et de l'esprit judicieux de l'auteur.

Dirons-nous toutefois, avant de terminer, que tous ces faits réunis en faveur de la médication alcaline de Salins, quelle que soit leur importance dans la question d'application pratique, sont loin de résoudre la question de propriétés thérapeutiques de la médication bromurée, opposée, comme succédanée, à la médication iodurée?

Sous ce rapport, votre commission n'a pu admettre comme suffisamment démontrée cette proposition au moins contestable de MM. Germain et Carrière, que l'action médicatrice des bromures est deux fois supérieure à celle des iodures alcalins. Elle a pensé que si des expériences comparatives entre les deux médications ont pu attribuer à la première une action physiologique ou toxicologique plus énergique qu'à la seconde, elles ne peuvent justifier des préférences d'application clinique qui ne lui paraissent pas encore suffisamment fondées. Mais si elle n'a pu partager l'opinion des auteurs sur ce point, elle n'en conclura pas moins que leurs travaux ont une valeur réelle dans la solution de la question ; qu'ils contiennent des faits nouveaux de chimie appliquée, de pharmacologie et d'hydrologie médicale dont la publicité peut intéresser à la fois l'hygiène et la thérapeutique. En conséquence, elle a l'honneur de vous proposer de les renvoyer au comité de publication et d'adresser en même temps à leurs auteurs des remercîments et des encouragements.

FIN.

TABLE DES MATIÈRES.

www.ingramcontent.com/pod-product-compliance
Ingram Content Group UK Ltd.
Pitfield, Milton Keynes, MK11 3LW, UK
UKHW020348230726
13925UKWH00003B/1023

9 782013 704229